Dr. Carlos González

Mein Kind will nicht essen

Ein Löffelchen für Mama ...

Übersetzung aus dem Spanischen:
Elke Zdarsky

LA LECHE LIGA DEUTSCHLAND E.V.

Danksagung

Der Autor dankt Maite Fabregat, Joana Guerrero, Rosa Maria Jové,
Margarita Otero, Cristina Ros und Pilar Serrano
für ihre wertvollen Bemerkungen zum Manuskript.

Impressum

Deutsche Erstausgabe: 2002
5. Auflage: 2012
Diese deutsche Ausgabe ist eine Übersetzung des spanischen Buches
mit dem Titel: »Mi niño no me come –
Consejos para prevenir y resolver el problema«

Copyright Ediciones Termas de Hoy, S.A. (T.H.), 1999
Paseo de Recoletos. 28001 Madrid (Spain)

Copyright © 1999/2000 by Dr. Carlos Conzález
Copyright © 2002 für die deutsche Ausgabe bei La Leche Liga Deutschland e.V.
Übersetzung: Elke Zdarsky
Überarbeitung der 5. Auflage: Susanne Sehili
Lektorat: Cordelia Koppitz
Danke an Cordelia für die Überlassung von Fotos ihrer Enkel
(Isaiah Glymour: S. 51, 145, 151, Johannes Glymour: S. 153)
Umschlaggestaltung: Holger Kretschmann
Satz und Herstellung: Fotosatz Kretschmann GmbH, Bad Aibling
Druck und Verarbeitung: Friedrich Pustet KG, Regensburg

Herausgegeben von:
La Leche Liga Deutschland e.V.
Louis-Mannstaedt-Straße 19 · 53840 Troisdorf · www.lalecheliga.de

Printed in Germany

ISBN 978-3-932022-12-8

Meiner Mutter,
die mir am Fenster sitzend
zu essen gab

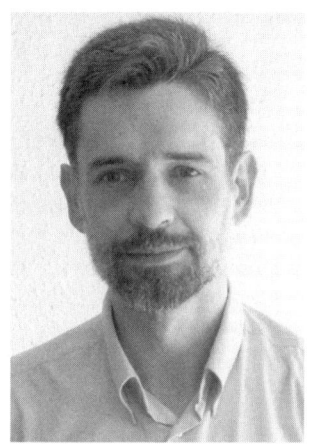

Dr. Carlos González, geb. 1960 in Zaragoza/Spanien,
studierte Medizin an der Universidad Autónoma in Barcelona
und machte in der gleichen Stadt am Krankenhaus Hospital de Sant
Joan de Déu seine Ausbildung zum Facharzt für Kinderheilkunde.
Er ist Gründer und Vorsitzender der Asociación Catalana Pro
Lactancia Materna (einer katalanischen Vereinigung,
die sich für das Stillen einsetzt).
Zur Zeit leitet er Stillberatungskurse für Ärzte und medizinisches
Fachpersonal und übersetzt Bücher zu diesem Thema.
Dr. Carlos González ist verheiratet, Vater von 3 Kindern
und lebt in Hospitalet de Llobregat (Barcelona).

Inhaltsverzeichnis

Vorwort der La Leche Liga Deutschland e.V. 6

Vorwort von Pilar Serrano Aguayo 7

Einleitung
Gibt es überhaupt ein Kind, das tatsächlich gut isst? 9
Warum isst gerade mein Kind nicht? 10 / *Der Kampf beim Essen belastet
die Beziehung zwischen Eltern und Kindern* 11 / *Die Kinder leiden am
meisten* 12 / *Verschiedene Theorien* 15

Erster Teil
Die Ursachen 17

1. Wie alles beginnt 18
Wozu dient das Essen 18 / *Wie viel muss ein Kind essen?* 19 /
Essen, um zu leben, oder leben, um zu essen? 21 / *Warum Kinder
kein Gemüse essen wollen* 22 / *Im Alter von etwa einem Jahr lassen
viele Kinder ihr Essen stehen* 25 / *Manche Menschen essen ein Leben
lang nicht viel* 28 / *Wenn das Gewicht gering ist* 29 / *Was ist eine
Gewichtsgrafik und wozu dient sie?* 31 / *Das Wachstum von gestillten
Kindern* 35 / *Nicht alle Kinder wachsen im gleichen Rhythmus* 37 /
*»Nach dieser Virusinfektion hat mein Kind nie wieder richtig ge-
gessen«* ... 39 / *»Völlerei führt früh ins Grab«* 41 / *Die drei Verteidi-
gungsmechanismen des Kindes* 43 / *Das Problem der Allergien* 45 /
Isst das Kind wirklich nichts? 50

2. Ihr Kind weiß, was es braucht 55
*Muttermilch à la carte. Warum Kinder nicht nach einem regel-
mäßigen Zeitplan an der Brust trinken* 56 / *Auch Brei à la carte* 59 /
Aber werden sich die Kinder nicht mit Schokolade voll stopfen? 60

3. Was beim Essen vermieden werden sollte 62
Starre Ansichten 62 / *Nächtliche Überfälle* 63 / *Verletzende Ver-
gleiche* 64 / *Bestechung* 65 / *Medikamente zur Appetitanregung* 67 /
Wie ein Kind dies alles erlebt 71

4. Ernährungspläne 74
Die Empfehlungen der ESPGAN 74 / *Die Empfehlungen der AAP* 78 /
Die Empfehlungen der WHO und der UNICEF 80 / *Utopische
Empfehlungen* 81

Zweiter Teil
Was ist zu tun, wenn ein Kind immer noch nicht isst? 87

5. Ein Experiment, das Ihr Leben verändern wird 88
Einige Punkte, auf die man achten sollte 91 / Ein praktisches Beispiel, wie man ein Kind nicht zum Essen zwingt 92

Dritter Teil
Wie das Problem zu vermeiden ist 101

6. Stillen ohne Konflikte 102
Ein guter Rat 102 / Vertrauen Sie Ihrem Kind 103 / Stillen nach Bedarf 103 / Die Dreimonatskrise 105 / Was kann ich tun, um die Milchmenge zu erhöhen? 108 / Warum will Ihr Kind nur an der Brust trinken? 114

7. Flaschenfütterung ohne Konflikte 117
Auch die Flasche gibt man nach Bedarf 117 / Warum ein Kind seine Flasche nicht leer trinkt 118

8. Beikost – eine heikle Angelegenheit 120
Wichtige Einzelheiten 121 / Nützliche Ratschläge ohne große Bedeutung 127 / Wenn Mama außer Haus arbeitet 133 / Einige Märchen um die Beikost 135

9. Was kann der Mediziner tun? 142
Die Gewichtskontrolle 142 / Beikost 148 / Achten Sie auf Ihre Sprache 150 / Wieso befreien wir uns nicht von der Vorherrschaft der Waage? 151

Vierter Teil
Häufige Fragen 153

Anhang – Kleiner historischer Abriss 180

Epilog – Und wenn wir zum Essen gezwungen würden? 194

Literaturhinweise 202

Vorwort
der La Leche Liga Deutschland e.V.

Dieses Buch ist für den deutschen Sprachraum einmalig!

Bücher über die Ernährung von Babys und Kleinkindern gibt es in großer Anzahl, und sie enthalten alle die gleichen Empfehlungen und Vorschriften:»Ihr Kind muss zu einem ganz bestimmten Zeitpunkt das und das essen.« Trotz der vielen Ratschläge sind Eltern verunsichert und fragen:»Aber warum will mein Kind nicht essen?«

Dr. González geht in seinem Buch mit Mengenangaben, Altersgrenzen und Gewichtstabellen ganz anders um als die meisten anderen Autoren. Er sagt:»Es ist alles ganz einfach – vertrauen Sie auf das natürliche Empfinden Ihres Kindes. Auf nichts anderes!«

Wir La Leche Liga-Beraterinnen sind sehr froh, in Dr. González jemanden gefunden zu haben, der mit fundiertem Wissen die Erfahrungen untermauert, die wir in den Jahrzehnten unserer Beratung von Familien mit kleinen Kindern gesammelt haben.

Der Autor, selbst Kinderarzt, kennt die Probleme, mit denen seine Kollegen jeden Tag in der Praxis konfrontiert werden. Er lässt aber auch verzweifelte Mütter zu Wort kommen, und er zitiert neueste Forschungsergebnisse. Dadurch kann er ein großes Spektrum an Begründungen für seine These vor den Lesern ausbreiten, und er überzeugt durch seinen Witz und seine pointierten Formulierungen.

Das Buch ist also für Eltern ebenso wie für Kinderärzte, Hebammen, Stillberaterinnen, Ernährungs- und Erziehungsberater eine einzigartige Quelle genau recherchierter Information, die mit einfühlsamem Verständnis für die kindliche Psyche gepaart ist.

Wir freuen uns, dieses ungewöhnliche Buch nun, neu überarbeitet und mit Fotos versehen, vorlegen zu können.

Cordelia Koppitz

Vorwort von Pilar Serrano Aguayo

In den letzten Jahren hat das Wissen um die Physiologie des Appetits beträchtlich zugenommen. Wir staunen über den komplexen Prozess, der die Nahrungsaufnahme regelt. Und dennoch überrascht uns immer wieder, wie viele Vorurteile es über den Appetit eines Kindes gibt, und wie vielen starren Regeln man seine Ernährung unterwirft.

Meine erste schmerzhafte Erfahrung mit diesen Regeln machte ich, als ich die Qual meines kleinen Bruders miterlebte:

Er war wohl etwa zwei Jahre alt und ich drei. An jenem Nachmittag waren wir der Obhut einer Tante anvertraut, die übrigens sonst sehr liebevoll mit uns umging. Mein Bruder wollte die Banane nicht essen, die man ihm als Nachmittagsimbiss verordnet hatte. Meine Tante klemmte ihn deshalb mit ihren Armen fest an sich und hielt ihm die Nase zu. Sobald er den Mund öffnen musste, um Luft zu holen, steckt sie ihm sofort die Banane hinein. Trotz seiner Tränen und Versuche, sich zu befreien, tat sie dies immer wieder, bis er den letzten Bissen Banane hinuntergeschluckt hatte. Ich empfand dies als einen Akt der Grausamkeit, deren Sinn ich nicht verstand. Wenn mein Bruder Hunger gehabt hätte, hätte er die Banane gerne gegessen, und da er sie nicht aß, hatte er offensichtlich keinen Hunger. Das begreift sogar eine Dreijährige!

Über den Speisesaal unserer Schule könnte ich auch allerhand erzählen. Die Esstische hatten unter der Tischplatte eine zusätzliche Ablagefläche. Dort konnte man alles Mögliche finden: Normalerweise lagen dort immer Brotstücke, Orangen oder Würstchen; manchmal sogar ganze Spiegeleier. Ich weiß nicht, ob die Schulleiterin dies wusste oder ob sie glaubte, die Schüler äßen immer alles auf; die Putzfrau war jedoch genauestens darüber informiert, wie viel Kinder zu essen vermögen.

Nach vielen Jahren des Studiums fand ich meinen ersten Eindruck bestätigt: Der Appetit regelt die Nahrungsaufnahme, und zumindest bei Kindern tut er das ihrem Bedarf entsprechend. Jede Spezies hat eine Vorliebe für bestimmte Nahrungsmittel, die genetisch bedingt zu sein scheint. Wir Menschen bilden keine Ausnahme, zumindest nicht, solange wir noch nicht die Vorurteile unserer Zeit übernommen haben. Im Laufe der Jahre dann beeinflussen die vielfältigsten Beweggründe unsere Nahrungsaufnahme: ob es gerade Weihnachten oder Fastenzeit ist, ob wir unsere Schwiegermutter überraschen oder im Bikini glänzen wollen ...

Kinder dagegen haben keine vorgefassten Ansichten darüber, wann und wie viel sie essen sollten. Sie wissen nichts von den Empfehlungen des Kinderarztes noch von denen der Weltgesundheitsorganisation (sie brauchen auch nichts davon zu wissen); sie wissen auch nicht, was das Nachbarskind isst. Darum akzeptieren sie auch nicht gut die starren Regeln, die man ihnen oft auferlegen will.

Kinder verstehen sehr viel. Wir sollten uns das stets in Erinnerung rufen und von ihnen lernen sowohl in Bezug auf das Essen wie auch auf viele andere Dinge. Einmal fragte ich meinen Sohn, bevor ich ihn stillte, mit lauter Stimme (damit dies ein gewisser Jemand hören konnte, der nur zähneknirschend akzeptierte, dass ich noch stillte): »Schätzchen, möchtest du Milch trinken, die in Millionen Jahren speziell für deine Spezies entwickelt wurde, bis sie vollkommen ideal für dich war, die keine Allergien bei dir auslöst und dich vor vielen Krankheiten schützt?« Er sah mich erstaunt an und sagte: »Nein, will deine Brust.«

Ich halte das vorliegende Buch für sehr ansprechend geschrieben, dabei aber auch streng wissenschaftlich fundiert. Es beweist ebenso viel Achtung vor Müttern wie vor Kindern und lässt eine grundlegende Philosophie über die Beziehungen zwischen Kindern und Eltern nie außer Acht.

»Mein Kind will nicht essen« wurde nicht nur im Interesse der Mütter geschrieben, die davon träumen, dass ihre Kinder endlich »richtig« essen. Es wurde vor allem im Interesse der Kinder geschrieben, die davon träumen, mit ihren Müttern die Mahlzeiten und die übrige Zeit jeden Tages genießen zu können.

Pilar Serrano Aguayo
Ärztin für Endokrinologie und Diätetik

Einleitung

Gibt es überhaupt ein Kind, das tatsächlich gut isst?

»Mein Kind isst einfach nicht!« Dies ist zweifellos einer der Sätze, die ein Kinderarzt im Laufe seines Lebens am häufigsten zu hören bekommt. Auch wenn im Winter Husten und Schnupfen dieser Klage den Rang streitig zu machen versuchen, ist sie im Sommer eindeutiger Spitzenreiter in jeder Sprechstunde.

Einige Mütter wie z.B. Elena sind nur ein wenig besorgt:

»Am 20. Juni dieses Jahres wurde mein Sohn Albert ein Jahr alt. Er gehört nicht zu den Kindern, die viel essen; ich muss ihn ablenken, damit er isst, aber auch so lässt er fast immer etwas übrig. Ich weiß nicht, ob ich Grund zur Sorge habe, denn er ist ein aufgeweckter und fröhlicher Junge, und sein Arzt sagt, dass er völlig gesund ist.«

Andere, wie Maribel, sind der Verzweiflung nahe:

»Mein Baby ist fast 6 Monate alt. Als es zur Welt kam, wog es 2.400 g, inzwischen wiegt es 6.400 g. Als es 5 Monate alt war, riet mir der Kinderarzt, neue Nahrungsmittel einzuführen: Glutenfreies Getreide, Obstbrei etc. Meine Tochter aber weigert sich entschlossen, den Obstbrei zu essen. Obwohl ich es jeden Tag versuche, gelingt es mir nicht, ihr auch nur einen Teelöffel voll Obstbrei einzuflößen. Der Versuch endet fast immer mit Tränen. Das macht mich nervös und traurig. Ich fühle mich sehr schlecht, denn ich weiß nicht, was ich falsch mache. Ich mag nicht mit meiner Tochter schimpfen, und es gefällt mir nicht, sie zu zwingen. Aber ich fürchte, wenn ich das nicht tue, wird sie am Ende überhaupt nichts essen. Meinen Sie, ich sollte einige Zeit warten und es dann noch einmal versuchen? Immer wenn sie den Löffel sieht, wird sie nervös. Ich habe schon richtige Schuldgefühle!«

Wäre Maribel beruhigt, wenn ihr Kinderarzt wie der von Albert gesagt hätte, dass sie sich keine Sorgen zu machen braucht, dass ihr Kind völlig gesund ist? »Appetitlosigkeit« ist ein Problem des Gleichgewichts zwischen dem, was ein Kind isst, und dem, was die Familie des Kindes meint, das es essen sollte; das Problem verschwindet, wenn der Appetit des Kindes zunimmt oder wenn die Erwartungen derjenigen abnehmen, mit denen es zusammenlebt. Normalerweise ist es unmöglich zu erreichen, dass ein Kind mehr isst. (Zum Glück, denn das wäre gefährlich!) Das Ziel dieses Buches ist es, die Erwartungen unserer Leser zu senken, damit sie der Wirklichkeit näher kommen.

Warum isst gerade mein Kind nicht?

Nachdem Mütter erklärt haben, dass ihr Kind nicht zum Essen zu bewegen ist, setzen sie meist etwas Ähnliches wie das Folgende hinzu: »Ich weiß schon, dass es viele aufdringliche Mütter gibt, die behaupten, dass ihr Kind nicht isst; aber meines, Herr Doktor, das isst wirklich überhaupt nichts, Sie müssten es selbst sehen ...«

Sie irren sich in zweierlei Hinsicht. Erstens erliegen sie dem Irrtum, ihr Kind sei das Einzige, das nicht isst. Ihr Kind ist nicht einmal das, welches am wenigsten isst. Liebe Leserin, es gibt mit Sicherheit in Ihrem Land ein Kind, das weniger isst als Ihres. (Wieso ich mir dessen so sicher bin? Das ist nur eine einfache Frage der Wahrscheinlichkeit: In jedem Land gibt es per definitionem ›ein, und nur ein Kind‹, das weniger isst als alle anderen. Möglicherweise kauft dessen Mutter nicht einmal dieses Buch; daher beträgt die Wahrscheinlichkeit, es gerade mit dieser Mutter zu tun zu haben, schlimmstenfalls eins zu mehreren Millionen.)

Vor allem aber irren sie sich, wenn sie meinen, andere Mütter seien aufdringlich. Keine ist es. Diese Kinder essen wirklich wenig (weil sie wenig brauchen, wie ich später erläutern werde), und deren Mütter sind in der Tat aus gutem Grund zutiefst besorgt.

Der Kampf beim Essen belastet die Beziehung zwischen Eltern und Kindern

Die Mütter machen sich natürlich Sorgen um die Gesundheit ihres Kindes. Doch die Sorge um Appetitlosigkeit wird erheblich beklemmender empfunden als ein Schnupfen. Das hat seine Gründe. Einerseits neigt die Mutter dazu zu glauben (oder es wird ihr eingeredet), sie habe die Schuld: Sie habe das Essen nicht angemessen zubereitet, sie sei nicht imstande, ihr Kind richtig zu füttern, sie habe ihr Kind nicht richtig erzogen ... Andererseits neigt eine Mutter dazu, die Sache persönlich zu nehmen, wie uns Laura zeigt:

> *»(...) meine einzige Tochter ist 16 Monate alt. Leider ist es unmöglich, sie dazu zu bringen anständig zu essen. Oft bin ich mit den Nerven am Ende, wenn ich das Essen liebevoll zubereitet habe und sie es nach zwei Teelöffeln wieder ausspuckt. Was kann ich tun, damit sie so isst, wie Gott es vorgesehen hat?«*

Das Mädchen hat nicht nur keinen Appetit, sondern wagt es obendrein, die Bemühungen der Mutter in der Küche »herabzuwürdigen«. Übrigens ist nichts darüber bekannt, dass Gott festgelegt hätte, was Kinder zu essen haben. Vielleicht wollte Laura eher sagen: »Wie es der Kinderarzt vorgesehen hat.«

Fast alle Mütter bringen diese persönliche Betroffenheit zum Ausdruck, indem sie sagen:»Mein Kind isst mir nichts« statt»Mein Kind isst nichts«. Einige empfinden dies sogar als feindseligen Akt ihres Kindes:»Es verschmäht mein Obst«. Viele Mütter haben mir erzählt, dass sie weinen, während sie ihre Kinder füttern. Das arme Geschöpf sieht sich dadurch gelegentlich in einen falschen emotionalen Konflikt gestürzt. Statt das Kind einfach zu fragen:»Hast du Hunger oder hast du keinen Hunger?«, entbrennt ein Kampf ums Essen, der damit endet, dass Mutter und Kind in die unheilvolle Falle des»Liebst du mich oder liebst du mich nicht?« geraten. Das Kind wird beschuldigt, die Mutter nicht zu lieben, nur weil es einfach nicht mehr essen kann. Und nicht selten wird dem Kind suggeriert oder gar direkt gesagt, dass die Mutter es nicht mehr lieben wird, wenn es nicht mehr isst.

Die Kinder leiden am meisten

Familien, besonders Mütter, leiden unter den Konflikten rund ums Essen. Sie leiden sehr darunter. Wie eine von ihnen schrieb:

>*»Es ist schrecklich, Angst vor der Essenszeit zu haben.«*

Wenn die Mutter Angst hat, was wird dann wohl das Kind empfinden? Wie groß Ihr Kummer auch sein mag, denken Sie stets daran, dass Ihr Kind noch viel mehr leidet. Es führt Sie nicht an der Nase herum, es manipuliert Sie nicht, es ist nicht gerissen, es zeigt keinen Oppositionsgeist ... es erlebt schlicht und einfach Angst und Schrecken.

>*»Ich mache mir Sorgen um meinen Sohn (15 Monate), weil er nicht isst, das heißt, er behält das Essen im Mund und nach einer Weile spuckt er es aus, er schluckt es nicht herunter. Alles läuft mit Tränen ab, erst wenn ich aufhöre, ihn zu füttern, hört er auf zu weinen.«*

Für die Mutter gibt es immer einen Ausweg, einen Trost, eine Hoffnung. Sie machen sich Sorgen, weil Ihr Kind nicht isst, fürchten, Ihr Kind könnte krank werden, sind bedrückt, weil Familienangehörige und Freunde Sie streng ansehen und verkünden: »Dieses Kind müsse mehr essen«, als würden sie Sie anklagen, es zu vernachlässigen. Sie fühlen sich von einem Kind zurückgewiesen, das unverständlicherweise nicht das annimmt, was Sie ihm mit so viel Liebe darreichen; und Sie fühlen sich schuldig, wenn Sie Ihr Kind weinen sehen und denken, dass Sie ihm Schaden zufügen. Aber es ist auch wahr, dass Sie ein erwachsener Mensch sind, der über Intelligenz, Bildung und Erfahrung verfügt und der sich auf die Unterstützung seiner Familienangehörigen und Freunde verlassen kann, die sich in diesem Konflikt wahrscheinlich schon auf Ihre Seite gestellt haben. Ein Kind zu erziehen, mag zwar vorübergehend der Hauptinhalt Ihres Lebens sein, aber es ist nicht Ihr einziger Lebensinhalt. Sie haben eine Vergangenheit und eine Zukunft, Sie haben Hobbys und vielleicht auch einen Beruf. Sie haben eine Vorstellung, mag sie korrekt sein oder nicht, die das erklärt, was geschieht. Sie wissen, warum Sie Ihr Kind zum Essen zwingen (auch wenn Sie vielleicht nicht wissen, warum es nicht isst), und in Zeiten der tiefsten Verzweiflung hören Sie nicht auf, sich immer wieder zu sagen, es geschehe alles zu seinem Besten. Außerdem haben Sie eine Hoffnung, denn Sie wissen, dass ältere Kinder von selbst essen und dass diese Phase nur einige Jahre dauern wird.

Und Ihr Kind? Welche Vergangenheit, welche Zukunft, welche Bildung stehen ihm zur Verfügung? Auf welche Freunde kann es sich stützen? Welche rationalen Erklärungen kann es finden? Welche Hoffnung hat es? Ihr Kind hat nur Sie!

Für ein Baby ist die Mutter alles. Sie spendet Sicherheit, Zärtlichkeit, Wärme, Nahrung. In ihren Armen ist das Baby glücklich; wenn sie sich entfernt, weint das Baby verzweifelt. Bei jedem Bedürfnis, bei jeder Schwierigkeit muss das Baby nur weinen, dann kommt die Mutter sofort und regelt alles.

Seit einiger Zeit aber geht irgendetwas schief. Das Baby weint, weil es zu viel gegessen hat, aber seine Mutter versucht, es dazu zu zwingen, noch mehr zu essen, statt ihm wie üblich zu helfen. Und jedes Mal wird es schlimmer: Anfangs übte sie nur sanften Druck aus, aber bald kommen Schreien, Weinen und Drohungen dazu. Ihr Kind kann nicht verstehen, wieso. Es weiß nicht, ob es mehr oder weniger gegessen hat, als im Buch steht oder vom Kinderarzt empfohlen wurde oder vom Nachbarkind gegessen wird. Es hat noch nichts von Calcium, Eisen oder Vitaminen gehört. Es kann nicht verstehen, dass Sie glauben, das alles zu seinem Wohl zu tun. Es weiß nur, dass ihm der Bauch weh tut, weil es so viel gegessen hat, und dass Sie ihm dennoch immer mehr in den Mund stecken. Dieses Verhalten der Mutter ist dem Kind ebenso völlig unbegreiflich, wie wenn Sie es schlügen oder die Nacht nackt auf dem Balkon verbringen ließen.

Viele Kinder verbringen Stunden, manchmal bis zu sechs Stunden am Tag damit zu »essen«, oder genauer gesagt: Sie verbringen diese viele Zeit damit, sich mit ihrer Mutter um einen Teller Essen zu zanken. Das Kind weiß nicht, wieso. Es weiß nicht, wie lange das dauern wird (d. h., es glaubt, es wird ewig so weitergehen). Niemand gibt ihm Recht, niemand macht ihm Mut. Der Mensch, den es am meisten in der ganzen Welt liebt, der einzige Mensch, dem es vertrauen kann, scheint sich gegen das Kind gestellt zu haben. Seine Welt bricht zusammen.

Verschiedene Theorien

Viele Bücher und Artikel in Zeitschriften behandeln das Thema Appetitlosigkeit im Kindesalter. Zahlreiche Familienangehörige, Freundinnen und Nachbarinnen geben Ratschläge zu diesem Thema. Sie sind nicht immer einer Meinung, manchmal sind die Empfehlungen sogar diametral entgegengesetzt. Diese Unterschiede ergeben sich aus den (nicht immer expliziten) Antworten auf zwei grundlegende Fragen:

1. Isst das Kind genug, oder müsste es mehr essen?
2. Ist das Kind das Opfer oder schuld an der Situation?

Wer meint, das Kind müsse mehr essen, sieht dafür verschiedene Ursachen und empfiehlt daher auch unterschiedliche Lösungen:

1. **Disziplin** – In Wirklichkeit haben die Eltern die Schuld, denn sie haben ihr Kind »schlecht erzogen«, indem sie seinen Launen nachgaben und ihm seinen Willen ließen.
2. **Marketing** – Das Kind isst nicht, weil man ihm das Produkt nicht gut zu verkaufen wusste. Man muss es in einer ruhigen und entspannten Atmosphäre füttern, das Geschirr muss mit Kindermotiven verziert sein ...
3. **Kreative Küche** – Das Kind langweilt sich wegen der eintönigen Ernährung. Man muss für Abwechslung in Bezug auf Geschmack und Konsistenz der Nahrung sorgen und attraktivere Speisen servieren: Aus gekochtem Reis modelliert man eine Ratte mit Ohren aus rohem Schinken, aus Kartoffelbrei macht

GIBT ES ÜBERHAUPT EIN KIND, DAS TATSÄCHLICH GUT ISST?

man mit einem Mund aus rotem Paprika, einer Cocktailtomate als Nase und Augen aus Oliven ein lustiges Clowngesicht.
4. **Physiotherapie** – Man muss die Wangen des Kindes von Geburt an täglich massieren, um die Kaumuskulatur zu »stimulieren und zu kräftigen«.
5. **Laissez-faire** – Das Kind isst nicht, weil es seinen Widerstandsgeist gegenüber denen, die es zwingen, behaupten will. Man muss nur aufhören, es zu zwingen, dann wird es mehr essen.

Ich stimme keiner dieser Theorien zu. Die in diesem Buch ausgeführte Theorie ähnelt sehr der Laissez-faire genannten Theorie, aber mit einem grundlegenden Unterschied: Ich glaube nicht, dass das Kind mehr essen wird, wenn man aufhört, es zum Essen zu zwingen, denn ich meine, dass es nicht mehr zu essen braucht. Zwar essen Kinder manchmal tatsächlich mehr, und ich habe es auch erlebt, dass sie plötzlich an Gewicht zunahmen, sobald der Zwang zu essen aufhörte. Aber es waren nur 100 oder 200 g, und diese Gewichtszunahme hielt auch nur einige Tage an. Das wundert mich überhaupt nicht, denn nicht einmal das natürliche Bedürfnis, sich der Unterdrückung zu widersetzen, wird ein Kind dazu bewegen, deutlich weniger zu essen als es braucht. Es kann höchstens dazu führen, dass sich das Kind den Hunger für ein paar kleine Bissen aufspart, aber diesen Rückstand wird es sehr schnell wieder aufholen.

Der Grundgedanke dieses Buches, das Kind nicht zum Essen zu zwingen, darf also nicht als Methode »Appetit des Kindes fördern« missverstanden werden, sondern ist Ausdruck unserer Liebe und unserer Achtung gegenüber unserem Kind. Wenn wir es nicht mehr zwingen, wird es weiterhin die gleiche Menge essen, aber ohne das Leid und den Kampf, die bisher das Essen begleiteten.

Was die zweite Frage betrifft, meinen viele Autoren, ein Kind esse nicht, um sich zu behaupten, seine Grenzen zu testen, um einen Vorteil zu erlangen oder die Eltern zu manipulieren. Dem muss ich energisch widersprechen; meiner Ansicht nach ist das Kind der Hauptgeschädigte in einer Situation, die es sich nicht ausgesucht hat. Betrachten Sie einmal z. B. die folgende Beschreibung von Brenneman (1932), die der angesehene englische Kinderarzt Illingworth wörtlich in seinem Buch »Das normale Kind« (1991)[1] zitiert:

»In unzähligen Wohnungen findet täglich eine Schlacht statt. Auf der einen Seite rückt ein Heer vor, das sich einschmeichelt, scherzt, Witze macht, ermahnt, übertrieben höflich tut, hintergeht, betört, fleht, beschämt, nörgelt, schilt, brummt, droht, besticht, straft, die Vorzüglichkeit der Speisen hervorhebt und demonstriert, weint oder vorgibt zu weinen, sich wie ein Narr aufführt, ein Lied singt, eine Geschichte erzählt, ein Bilderbuch zeigt, das Radio anschaltet, jedes Mal, wenn das Essen in den Mund geschoben wird, die Trommel schlägt, in der Hoffnung, dass das Essen geschluckt und nicht wieder ausgespuckt wird, ja, das sogar die Oma dazu bewegt, einen wilden Tanz vorzuführen (alles Vorgehensweisen, die im realen Leben häufig vorkommen und täglich zu beobachten sind).«

Bis zu diesem Punkt sind wir voll und ganz einer Meinung. Ich würde ungefähr so fortfahren: »Auf der anderen Seite verteidigt sich ein armes Kind, so gut es kann, indem es den Mund schließt, den Bissen im Mund behält oder sich erbricht.« Aber Brenneman sieht das auf ganz andere Weise:

»Auf der anderen Seite verteidigt ein kleiner Tyrann seine Festung, mal weigert er sich, sich zu ergeben, mal kapituliert er zu seinen eigenen Bedingungen. Zwei seiner mächtigsten Waffen sind Erbrechen und Zeitverlust.«

Wieso ein Tyrann? Das Kind leidet immer am meisten unter diesem Konflikt. Erreicht ein Kind es so, dass es statt Gemüse und Fleisch schließlich einen Erdbeerjoghurt bekommt?

Kinder kennen tausend bequemere und angenehmere Methoden, sich einen Erdbeerjoghurt zu beschaffen. Glauben Sie allen Ernstes, dass sich das Kind über eine Stunde lang mit seiner eigenen Mutter zankt, spuckt, weint, schreit, bricht und das alles nur »Theater« ist, um einen Erdbeerjoghurt zu bekommen?

Erster Teil

Die Ursachen

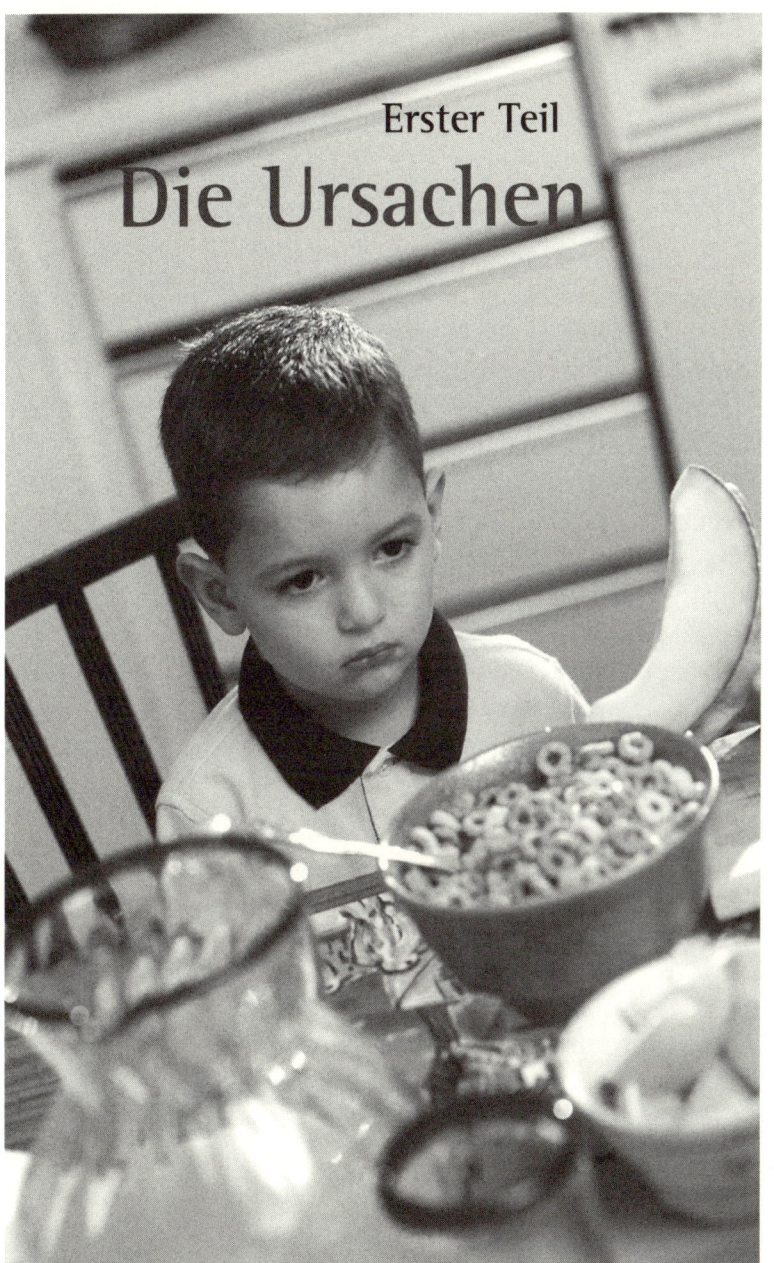

1. Wie alles beginnt

Wozu dient das Essen?

Meine Mutter pflegte zu sagen, Gott hätte uns auch so schaffen können, dass wir nichts zu essen brauchen. Angesichts des tagtäglichen Dilemmas der Hausfrau »Was mache ich heute zu essen?« muss ich meiner Mutter völlig Recht geben.

Das ist wirklich furchtbar langweilig. Aber wir sind so geschaffen: Wir müssen essen. Haben Sie sich jemals gefragt, warum?

Ohne komplexe philosophische Überlegungen anzustellen, könnten wir sagen, dass das Essen drei Hauptfunktionen erfüllt: Wir essen, um uns am Leben zu erhalten, um größer (oder schwerer) zu werden und um uns bewegen zu können.

- **Um uns am Leben zu erhalten.** Unser Körper benötigt eine große Nahrungsmenge einfach dazu, um weiterhin zu funktionieren. Selbst wenn wir 24 Stunden am Tag schliefen und unsere Wachstumsphase abgeschlossen wäre, brauchten wir dennoch weiterhin Nahrung.

- **Um größer oder schwerer zu werden.** Unsere Muskeln und Knochen, unser Blut und unser Fett, sogar unsere Haare und Nägel werden aus dem hergestellt, was wir essen.

- **Um uns zu bewegen, zu arbeiten, zu spielen.** Um sich zu bewegen, braucht man Energie. Jeder weiß, dass Sportler oder Bergleute mehr Nahrung benötigen als Büroangestellte und dass körperliche Betätigung den Appetit fördert.

Wie viel muss ein Kind essen?

Wozu essen Kinder?

– Um sich am Leben zu erhalten. Die Nahrungsmenge, die ein Tier benötigt, hängt, abgesehen von seiner Tätigkeit und seinem Wachstum, grundsätzlich von seiner Größe ab. Ein Elefant frisst mehr als eine Kuh, eine Kuh mehr als ein Schaf. Wenn Sie sich einen Hund kaufen, wählen Sie sorgfältig die Rasse aus: Ein Schäferhund frisst viel mehr als ein Pudel.

Wenn Kinder nicht wachsen würden, brauchten sie viel weniger Nahrung als Erwachsene, weil sie viel kleiner sind.

– Um sich zu bewegen. Kleine Kinder bewegen sich viel. Oft hört man Sätze wie: »Ich weiß nicht, woher er die viele Energie hat, wo er doch so wenig isst« oder »Er wird aus gutem Grund nicht dicker, weil er ja alles verbrennt«.

Wenn wir es objektiv betrachten, dann sehen wir, dass sich zahlreiche Kinder gar nicht so viel bewegen. Die Neugeborenen bewegen sich wenig, und die Einjährigen laufen nur kurze Strecken und langsam. Sie werden überallhin getragen oder im Kinderwagen gefahren. Sie leisten keine wirkliche Arbeit, heben keine Lasten. (Nicht einmal ihr eigenes Körpergewicht kann man als Last bezeichnen. Wenn ein Erwachsener und ein Kind die gleiche Wegstrecke zurücklegen, verbraucht der Erwachsene dabei erheblich mehr Energie, weil es nicht dasselbe ist, 60 kg oder 10 kg fortzubewegen.) »Man wird ja schon beim Zuschauen müde« – das mag sein; aber ein kleines Kind wird beim Spielen kaum mehr Energie verbrauchen als eine Hausfrau beim Einkaufen.

– Um zu wachsen. Je schneller ein Kind wächst, desto mehr Nahrung benötigt es. Aber Kinder wachsen nicht immer mit der gleichen Geschwindigkeit.

Wann wächst der Mensch am schnellsten? Vor seiner Geburt. In nur 9 Monaten verwandelt sich eine einzige Zelle, die weniger als ein Gramm wiegt, in ein prächtiges Baby mit einem Gewicht von 3 kg. Zum Glück muss man es in dieser Zeit nicht füttern, es bekommt alles, was es braucht, automatisch durch die Plazenta »direkt in die Adern«. Nach der Geburt, würden viele sagen, sei die Jugendzeit die des größten Wachstums, wenn die Kinder ihren berühmten »Wachstumsschub« haben. Aber das stimmt nicht. Während des Wachstumsschubes wachsen die Jugendlichen höchstens 10 cm pro Jahr und nehmen maximal 10 kg zu. Während seines ersten Lebensjahres wächst das Baby 20 cm und nimmt 6 oder 7 kg zu. (D. h., es verdreifacht beinahe sein Gewicht. Es wird sein Gewicht erst im Alter von 10 Jahren erneut verdreifacht haben.) Wenn wir vom Leben im Uterus einmal absehen, dann wird ein Mensch nie mehr so schnell wachsen wie in seinem ersten Lebensjahr. (Bei diesen Zahlen handelt es sich jeweils um gerundete Durchschnittszahlen; jedes Kind ist anders, keiner möge erschrecken, wenn sein Kind um einige Kilogramm oder Zentimeter davon abweicht.)

Man rechnet, dass die Babys in den ersten 4 Monaten ihres Lebens 27 Prozent ihrer Nahrung für das Wachstum benötigen. Im Alter von 6 bis 12 Monaten brauchen sie nur noch 5 Prozent zum Wachsen; im zweiten Lebensjahr sind es kaum noch 3 Prozent. Dieses rasche Wachstum ist der Grund, weshalb die Babys so viel essen. Aufgrund ihrer geringen Größe und der wenigen Bewegung, die sie haben, wäre viel weniger Nahrung erforderlich, wenn sie nicht wachsen würden.

Babys essen viel? Wenn Sie das nicht glauben, können wir ein kleines Spiel miteinander machen. Angenommen, ein Kind wächst nicht und braucht nur eine Nahrungsmenge entsprechend seiner Größe. Das heißt, ein 30 kg schweres Kind muss doppelt so viel essen wie ein Kind, das 15 kg wiegt, und halb so viel wie ein Erwachsener, der 60 kg auf die Waage bringt. (Natürlich stimmt das Verhältnis nicht genau; die Ernährungswissenschaftler unter Ihnen mögen es mir nachsehen. In Wirklichkeit fressen kleine Tiere im Verhältnis zum Körpergewicht mehr als große Tiere. Ich möchte hier nur versuchen, das Verhältnis zwischen Körpergröße und Appetit zu veranschaulichen.) Wenn wir also davon ausgehen, dass Körpergewicht und Appetit proportional zueinander sind und ein 5 kg schweres Baby drei viertel Liter Milch pro Tag trinkt, dann müsste eine Frau, die 50 oder 60 kg wiegt, 10- oder 12-mal so viel Milch trinken, d. h. 7 $^1/_2$ bis 9 Liter Milch am Tag. Könnten Sie so viel Milch trinken? Sicher nicht. Im Vergleich zur Größe isst Ihr Kind viel mehr als Sie. Ganz erheblich viel mehr! Und dieser Unterschied beruht zum Großteil darauf, dass Ihr Kind wächst und Sie nicht.

Essen, um zu leben, oder leben, um zu essen?

Eines der am weitesten verbreiteten Märchen über die Ernährung besagt, dass »du essen musst, um groß zu werden«. Das bedeutet, dass viele Leute glauben, das Wachstum sei Folge des Essens. Das stimmt nicht. Nur in Fällen echter Unterernährung lassen sich Auswirkungen auf das Wachstum feststellen. Wenn Sie sich einen Pudel kaufen, brauchen Sie nicht viel Geld für die Ernährung des Tieres auszugeben, aber wenn Sie sich einen Schäferhund kaufen, könnte Sie der Kauf von Hundefutter arm machen. Meinen Sie, Ihr Pudel würde so groß wie ein Schäferhund werden, wenn Sie ihm nur reichlich zu fressen gäben?

In Wirklichkeit wachsen wir nicht, weil wir gegessen haben, sondern wir essen, weil wir wachsen. Größe und Körperumfang von Pudel und Schäferhund sind genetisch festgelegt; jedes Tier hat den inneren Trieb, genau die Nahrungsmenge aufzunehmen (nicht mehr und nicht weniger), die erforderlich ist, um seine normale Größe zu erreichen. So ist es auch bei den Menschen: Wer die Veranlagung dazu hat, ein großer und kräftiger Erwachsener zu werden, wird stets mehr essen als jemand, der einmal klein und schlank sein wird.

Ein Kind zwischen 1 und 6 Monaten, das langsam wächst, isst weniger als ein Kind im Alter von 6 Monaten oder 12 Jahren, das sich gerade in einer Wachstumsphase befindet. Auch wenn man einem zweijährigen Kind noch so viel Nahrung gibt, ist es unmöglich, absolut unmöglich, es dazu zu bewegen, so schnell zu wachsen wie ein Kind von 6 Monaten oder 15 Jahren. Umgekehrt ist es aber möglich zu erreichen, dass ein Kind ein bisschen langsamer wächst, wenn man es hungern lässt; die Wirkung wird jedoch minimal sein, wenn es nicht unter tatsächlicher schwerer Unterernährung zu leiden hat. Wir wissen z. B., dass die Durchschnittsgröße der Rekruten in den letzten Jahrzehnten zugenommen hat, was man teilweise auf den Wandel in der Ernährung zurückführt. Der Unterschied zwischen denen, die in Zeiten von Krieg und Hungersnot aufwuchsen, und denen, die alle Vorteile der siebziger Jahre genossen, beträgt aber kaum einige Zentimeter.

Die endgültige Körpergröße eines Erwachsenen hängt fast ausschließlich von seinen Genen ab; die Ernährung hat nur wenig Einfluss darauf. Große Eltern haben meist auch große Kinder. Das Wachstum in einem bestimmten Zeitraum wird vor allem vom Alter und nur wenig von den Genen bestimmt. Ein 13-jähriges Mädchen wird, auch wenn die ganze Familie kleinwüchsig ist, schneller wachsen als ein 3-jähriges Mädchen. Und es wird mehr Hunger haben.

Warum Kinder kein Gemüse essen wollen

»Ich erreiche es nicht, dass meine 7 Monate alte Tochter Gemüse isst.«

Das wundert mich nicht. Mein Vater ist 83 Jahre alt und hat in seinem ganzen Leben nie gekochtes Gemüse gegessen (mit Ausnahme von Tomatensoße, falls man diese als Gemüse bezeichnen kann). Er isst zwar etwas Salat. Vor seiner Ehe lebte er aus beruflichen Gründen oft längere Zeit in Hotels. Damals erzählte er immer der Köchin, er habe ein Magengeschwür und sein Arzt habe ihm verboten, Gemüse zu essen. Trotz der unglaubwürdigen Diätvorschrift scheint es ihm im Allgemeinen gelungen zu sein, die

Köchin dazu zu bewegen, extra für den »Kranken« Rührei zuzubereiten. Wegen seiner besonderen Abneigung gab es bei uns daheim kein Gemüse, denn meine Mutter kaufte nicht einmal welches.

Als ich Unterlagen sammelte, um dieses Buch zu schreiben, fragte ich auch meinen Vater nach den Gründen, die zu seiner Ablehnung des Gemüses führten, denn ich kenne niemanden, der Gemüse mehr verabscheut als er. Hier seine Antwort:

> »Weil sie mich zwingen wollten. Meine Mutter legte mir Gemüse auf, und je mehr ich sagte, dass ich es nicht wollte, desto mehr Druck übte sie aus. Das ging so weit, dass ich zur Strafe ohne Abendessen ins Bett musste.«

Er fügte hinzu, dass es nicht einmal im Krieg gelungen sei, ihn dazu zu bewegen, das Gemüse der Mannschaftsverpflegung zu essen. Einmal habe er drei Tage lang überhaupt nichts gegessen, weil es nur Gemüse gab.

Zu Anfang des 20. Jahrhunderts (siehe Anhang »Kleiner historischer Abriss«) gab man den Kindern Obst und Gemüse nur mit großer Vorsicht und erst sehr spät, d. h. im Alter von 2 oder 3 Jahren. Die Kinder waren trotzdem kerngesund, denn sie bekamen Muttermilch, und die enthielt alle erforderlichen Vitamine. Als die künstliche Säuglingsernährung eingeführt wurde und die Babys anfingen, unter Vitaminmangel zu leiden (denn es vergingen Jahrzehnte, bis die Hersteller anfingen, der Flaschennahrung die notwendigen Vitamine zuzusetzen), musste man früher Obst und Gemüse füttern. Aber es gab ein Problem: der geringe Kaloriengehalt.

Kleine Kinder haben einen noch kleineren Magen. Sie brauchen konzentrierte Nahrung mit wenig Volumen und viel Kalorien. Dies ist eine der Ursachen für die Unterernährung von Kindern. In vielen Ländern sind Kinder unterernährt, während es die Erwachsenen nicht sind. Es wäre ein Irrtum zu glauben, die Erwachsenen würden alles aufessen und den Kindern nichts übrig lassen; die Eltern (vor allem die Mütter, denn sogar hierin merkt man den Unterschied) sorgen hier und ebenso in Kimbambas sehr gut für ihre Kinder. Die Mütter verzichten gerne auf ihr eigenes Essen, um ihre Kinder zu ernähren; das Problem ist, dass die einzige vorhandene Nahrung oft aus Gemüse und Wurzelknollen besteht, die viel Ballaststoffe, aber wenig Kalorien enthalten. Die Erwachsenen können so viel essen, wie sie brauchen, denn ihr Magen ist groß genug. Ein kleines Kind kann, auch wenn es sich noch so sehr bemüht, nicht die erforderliche Menge Gemüse essen, weil sie nicht in seinen Magen hineinpasst.

Die Muttermilch enthält 70 kcal (Kilokalorien, auch wenn viele einfach Kalorien dazu sagen) pro 100 g; gekochter Reis enthält 126 kcal, gekochte Kichererbsen 150 kcal, Huhn 186 kcal, Bananen 91 kcal ..., aber Äpfel enthalten nur 52 kcal pro 100 g, Orangen 45 kcal, gekochte Möhren 27 kcal, gekochter Kohl 15 kcal, gekochter Spinat 20 kcal, grüne Bohnen 15 kcal, roher Kopfsalat 17 kcal pro 100 g (Angaben entsprechen nicht in allen Punkten exakt den in Deutschland gebräuchlichen Kalorientabellen). Und das auch nur, wenn sie gut abgetropft sind, denn die Suppe oder der mit dem Kochwasser hergestellte Brei sind noch weniger gehaltvoll.

Vor wenigen Jahren analysierte ein wissbegieriger Forscher 3 Gemüsebreie mit Fleisch, die verschiedene Mütter in Madrid für ihre Kinder hergestellt hatten; sie enthielten im Durchschnitt 50 kcal pro 100 g – im Durchschnitt, denn einige kamen kaum auf 30 kcal pro 100 g. Und das bei Gemüsebrei mit Fleisch – stellen Sie sich einmal vor, wie wenig in reinem Gemüsebrei enthalten ist! Wundert es Sie da noch, dass das Kind die Brust dem Gemüsebrei vorzieht? Glauben Sie es jetzt noch, wenn man Ihnen sagt, Ihr Kind müsse mehr Brei essen, weil es von der Muttermilch nicht zunehmen könne?

Kleine Kinder haben normalerweise keinerlei Abneigung gegen Gemüse, sofern man sie in Ruhe lässt. Es ist keine Frage des Geschmacks. Im Gegenteil, Kinder akzeptieren eine kleine Menge Gemüse normalerweise gern. Gemüse ist reich an verschiedenen

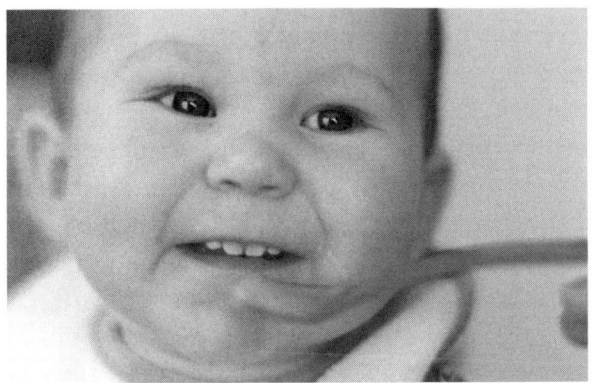

Mineralstoffen und wichtigen Vitaminen. Aber die normale Menge beträgt selten mehr als einige Löffel voll. Da Gemüse so »gesund« ist, versuchen einige, ihrem Kind einen ganzen Teller voll zu geben. Und – was für eine Kränkung – sie wollen es ihm anstelle von Brust oder Flasche geben, welche mindestens die dreifache Menge an Kalorien enthalten. »Sie wollen mich verhungern lassen«, denkt das Kind entsetzt und weigert sich natürlich, solche gehaltlose Kost hinzunehmen. Der Streit beginnt, und das Kind kann sich derartig in die Ablehnung von Obst und Gemüse hineinsteigern, dass es später, wenn es größer wird und genug Platz im Magen wäre, sie auch nicht essen will.

Im Alter von etwa einem Jahr lassen viele Kinder ihr Essen stehen

Wie wir gesehen haben, essen Säuglinge im Verhältnis zu ihrer Größe viel mehr als Erwachsene. Das bedeutet, dass sie im Lauf des Erwachsenwerdens früher oder später anfangen müssen, weniger zu essen. Ganz gleich ob früher oder später, viele Mütter reagieren überrascht oder gar erschrocken. Die Säuglinge sind meistens ungefähr 1 Jahr alt, wenn sie »zu essen aufhören.« Einige tun es schon mit 9 Monaten, andere halten bis zum Alter von 1 ¹/₂ oder 2 Jahren durch. Einige wenige bleiben immer gute Esser, während andere »von Geburt an nie richtig gegessen haben«.

Diese Veränderung im Alter von ungefähr 1 Jahr hängt damit zusammen, dass sich, wie wir schon besprochen haben, das Wachstum verlangsamt. Die Menschen wachsen in ihrem ersten Lebensjahr rascher und nehmen schneller zu als je wieder in ihrem ganzen späteren Leben. Im zweiten Lebensjahr ist das Wachstum im Gegensatz dazu schon viel langsamer: etwa 9 cm und nur ein paar Kilogramm. Von den drei Hauptfaktoren des Energieverbrauchs nimmt also der Energiebedarf für die Bewegung zu, da das Kind sich mehr bewegt; der Energiebedarf zur Lebenserhaltung steigt ebenfalls, weil das Kind größer ist. Aber für das Wachstum braucht das Kind nun ganz erheblich weniger Energie, so dass das Kind im Endergebnis nun gleich viel oder weniger Nahrung benötigt. Nach Berechnung der Experten essen Kinder im Alter von $1\frac{1}{2}$ Jahren nur wenig mehr als im Alter von 9 Monaten; aber das ist nichts weiter als ein Durchschnittswert, und viele Kinder essen im Alter von $1\frac{1}{2}$ Jahren in der Tat weniger als sie es mit 9 Monaten taten. Die Eltern, die von dieser Tatsache nichts wissen, stellen scheinbar logische Überlegungen an: »Wenn es mit einem Jahr so und so viel isst, dann wird es mit zwei Jahren doppelt so viel essen«. Ergebnis: Eine Mutter versucht, dem Kind doppelt so viel Nahrung zu geben, wie es braucht. Der Konflikt ist unvermeidbar und heftig.

Hinzu kommt, dass viele Babys stark wasserhaltige Nahrungsmittel wie Obst- und Gemüsebreie essen. Wenn man ihnen dann endlich gehaltvollere Nahrungsmittel gibt wie Nudeln, Hähnchen, Pommes Frites, Brot oder Kichererbsen, brauchen sie natürlich viel kleinere Mengen.

Wie lange essen Kinder »fast nichts«? Das ist meist vorübergehend. Auf Anraten von Großmüttern, Nachbarinnen und Kinderärzten vertrauen die meisten Mütter schließlich darauf, dass ihr Kind diese Entwicklungsphase durchlaufen wird. Tatsächlich fangen viele Kinder im Alter von 5 oder 7 Jahren an, etwas mehr zu essen, weil sie größer werden. Aber diese geringfügig vergrößerte Nahrungsaufnahme genügt nicht immer, um die Erwartungen der

Familie zu erfüllen. Einerseits ist die erforderliche Nahrungsmenge individuell sehr verschieden, manche Kinder essen viel mehr oder viel weniger als ihre ebenso großen Spielkameraden im gleichen Alter. Andererseits können die Eltern auch ganz unterschiedliche Erwartungen hegen; einige Mütter werden zufrieden sein, wenn ihr Kind einen Teller voll Nudeln leert, andere setzen voraus, dass das Kind anschließend auch noch ein Beefsteak mit Kartoffeln, eine Banane und einen Becher Joghurt isst. Aus dem einen oder anderen Grund essen viele Kinder bis zum Eintritt der Pubertät »fast nichts«. Wenn sie nach dem langsamen Wachstum der vergangenen Jahre dann plötzlich einen Wachstumsschub bekommen, fühlen die Jugendlichen einen unstillbaren Appetit und leeren zur Überraschung und Freude ihrer Mütter den Kühlschrank, um sich alles, was sie dort finden, als Imbiss einzuverleiben.

Eine Mutter, Christina, erinnert sich noch deutlich an den Augenblick, als ihr Kind im Alter von 15 Monaten »aufhörte zu essen«:

> Mein 16 Monate alter Sohn hat immer gut gegessen: Gemüsepüree mit Huhn, Fisch oder Ei, Obst, Reis, Spaghetti, ... nur Getreidebrei mochte er nie gerne. Er bemüht sich auch, selbständig zu essen, und wir erlauben es ihm, obwohl er so weniger isst.
>
> Das Problem ist, dass er seit einem Monat nach sehr kurzer Zeit nicht weiteressen will! Er lehnt nicht ein bestimmtes Nahrungsmittel ab, das ich durch ein anderes ersetzen könnte; er isst einfach zwei oder drei Löffel voll und will dann nicht mehr essen.
>
> Wir haben alles versucht: Ich habe es mit Hülsenfrüchten und nicht ganz so fein pürierter Nahrung probiert, habe für Unterhaltung gesorgt (seine Großeltern holen ihn sogar auf die Terrasse, um ihm etwas zu essen zu geben).

Es lohnt sich, eine Bemerkung von Christina näher zu betrachten, die sie so ganz nebenbei gemacht hat: Ihr Kind »bemüht sich«

selbständig zu essen, aber so isst es weniger. Im Alter von etwa
1 Jahr erleben Kinder eine Phase, in der sie selbständig essen wollen, und es genießen, dies zu tun. Natürlich essen sie weniger,
brauchen mehr Zeit dazu und bekleckern sich dabei. Wenn die
Mutter bereit ist, diese kleinen Nachteile in Kauf zu nehmen, wird
ihr Kind wahrscheinlich den Rest seines Lebens selbständig essen.
Wenn die Mutter aber aus Zeitgründen und aus Bequemlichkeit
(und vor allem, damit das Kind mehr isst), sich dazu entschließt,
ihr Kind weiterhin zu füttern, wird sie diese Entscheidung wahrscheinlich in ein paar Jahren sehr bedauern. Denn 2- oder 3-jähri-
ge Kinder zeigen im Gegensatz zu den 1-Jährigen normalerweise
nicht mehr den spontanen Wunsch, selbständig zu essen.

Manche Menschen essen ein Leben lang nicht viel

Einige Fälle von Appetitlosigkeit beginnen viel früher, schon in
den ersten Monaten oder Wochen. Alle Menschen sind verschieden, einige Kinder brauchen weniger Nahrung als andere. Manchmal isst ein Kind auch ebenso viel wie andere, aber seine Mutter
weiß das nicht. Betrachten wir einmal einen typischen Fall:

> *Die Probleme fingen in der Klinik an. Jedes Mal, wenn ich*
> *mein Kind zu stillen versuchte, fing es an zu weinen. Wenn*
> *ich sehr beharrlich blieb, nahm es kurz die Brust, um sie*
> *gleich wieder loszulassen. So ging das alle zwei oder drei*
> *Stunden. Zu Hause war es noch schlimmer, das Kind weinte*
> *den ganzen Tag, und ich versuchte die ganze Zeit, ihm die*
> *Brust zu geben. Es war, als ob es nicht wüsste, wie es aus der*
> *Brust trinken sollte. Mein älterer Sohn weinte auch, weil ich*
> *kaum noch Zeit für ihn hatte. Nach zwanzig Tagen konnte*
> *ich es nicht mehr ertragen und fing an, das Baby mit der Fla-*
> *sche zu füttern. Anfangs schien es besser zu werden, aber in*
> *solchen Augenblicken ist das Füttern entmutigend, denn für*
> *100 oder 120 ml brauche ich jedes Mal mindestens eine*

Stunde. Manchmal nimmt er nur 70 ml. Nur nach dem Baden
trinkt mein Baby besser: wenn ich geduldig bin, bis zu 180
ml. Im Laufe des Tages trinkt es zwischen 600 und 700 ml. Es
nimmt nur langsam an Gewicht zu, manchmal nur 100 g pro
Woche. Jetzt ist es 3 Monate alt und wiegt 5.800 g.

Das Gewicht von Angelas Baby ist völlig normal: Ein 3 Monate
altes Baby wiegt durchschnittlich 5.980 g. Die Nahrungsmenge
(700 ml Milch entsprechen 490 kcal) ist auch normal, auch wenn
es wahrscheinlich weniger ist, als man ihr auftrug. Viele Bücher
empfehlen für diese Altersstufe 105 bis 110 kcal/kg Körpergewicht
(das wären in unserem Fall 900 ml Milch pro Tag); aber neuere
Studien (Fußnote 4) zeigen, dass die durchschnittlich benötigte
Kalorienzahl bei 88,3 kcal/kg und die -2 der Standardabweichung
bei 59,7 kcal/kg liegt, was für diesen Jungen 732 ml Milch und
495 kcal wären. Erinnern wir uns - für die, die bei so vielen Zahlen den Überblick verlieren – dass die Hälfte der Kinder, die mit
der Flasche ernährt werden, im Alter von drei Monaten weniger
als 730 ml und einige sogar nur 500 ml am Tag trinken – aber
viele Bücher empfehlen immer noch 900 ml – als ob sie es nicht
gerundet hätten und direkt sagen würden »ein Liter«. Diese Zahlen sind Netto-Mengen; in Wirklichkeit trinken Babys gewöhnlich
etwas mehr, weil sie anschließend oft einen Teil dessen, was sie
getrunken haben, wieder aussspucken. Von den 380 gesunden drei
Monate alten Jungen, die Fomon[2] untersuchte, nahmen 5 Prozent
noch weniger als 660 ml zu sich (und das sind tatsächlich reale
Einfuhr-Mengen).

Wenn das Gewicht gering ist

In anderen Fällen liegt das Problem nicht bei den »zu kurzen Stillzeiten«, sondern bei dem »zu geringen Gewicht«. Auf der Welt
gibt es sehr verschieden große Menschen, und wenn wir morgens
zum Bäcker gehen, begegnen wir Menschen, die 50 kg wiegen,
und anderen, die 100 kg auf die Waage bringen. Glauben Sie

wirklich, diese Menschen wogen im Alter von 3 Monaten alle gleich viel? Warum fällt es uns nur so schwer, die Gewichtsunterschiede bei Kindern zu akzeptieren?

Meine Tochter ist 3 Monate alt. Ich stille sie. Bisher nahm sie gut zu, 200 g oder 250 g pro Woche. Vor zwei Wochen waren wir bei der Kinderärztin, und dort stellte man fest, dass sie nur 80 g zugenommen hatte. Sie wog 5.820 g, ihr Geburtsgewicht betrug fast 3.200 g. Meine Kinderärztin empfahl mir, ein wenig »nachzuhelfen«, aber meine Tochter lehnt die Flasche ab. Ich kaufe ihr andere Milchsorten, aber sie weist sie weiterhin zurück. Ich kaufe andere Sauger, denn sie mag keinen Schnuller, aber sie will weiterhin nicht aus der Flasche trinken, fängt an zu weinen und nimmt 4 oder 5 Stunden lang nicht einmal die Brust. Ich habe versucht, ein wenig Brei zur Milch zu geben und sie mit dem Löffel zu füttern, aber sie will das auch nicht. Sie will nur die Brust. Aber so kann es nicht weitergehen, ich fürchte um die Gesundheit meiner Tochter, denn sie nimmt fast nicht mehr zu, und die Kinderärztin sagt mir, ihr Gewicht läge nun unterhalb der Grenzlinie.

Unter welcher Grenzlinie? Nach den nordamerikanischen Tabellen liegt das Gewicht dieses Mädchens über dem Durchschnittsgewicht. Es hat in 3 Monaten 2.620 g zugenommen, das sind mehr als 850 g pro Monat. Die einzige Grenze, die hier überschritten wurde, ist die Grenze der Geduld dieser Mutter. Wie viele kummervolle Stunden, wie viele Ausflüge zur Apotheke, um neue Sauger und neue Babynahrung zu kaufen, nur weil sich jemand bei einer Linie geirrt hat? Wie viele Sauger muss ein Baby ablehnen, um klar zu machen, dass es nicht aus der Flasche trinken will?

Dieser Fall zeigt zwei grundlegende Probleme: Auf der einen Seite die allgemeine Interpretation von Gewichtsgrafiken, auf der anderen Seite den Wachstumsrhythmus von Stillkindern.

Was ist eine Gewichtsgrafik und wozu dient sie?

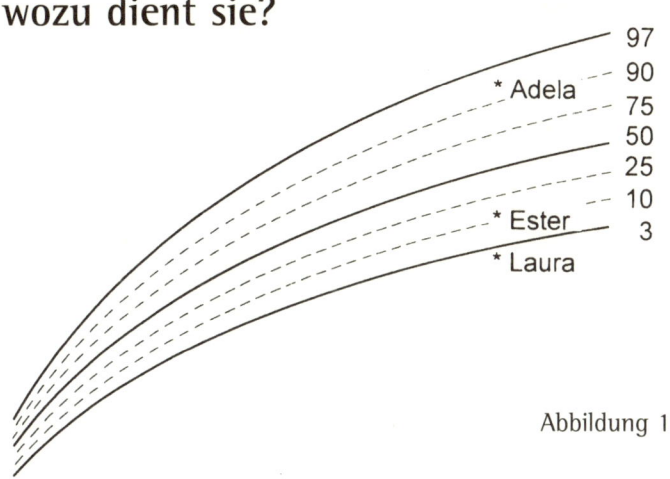

Abbildung 1

Dies ist eine Gewichtsgrafik. Sie ist rein fiktiv, darum versuchen Sie bitte nicht, sie auf Ihr Kind anzuwenden! Wir haben sie nur gezeichnet, um daran die Bedeutung der Linien zu erklären. Es gibt viele verschiedene Gewichtsgrafiken: amerikanische (die WHO empfiehlt sie zur Verwendung in der ganzen Welt) und anderer Länder, die eigene Grafiken haben wollten, um nicht minderwertig zu erscheinen: französische, englische, spanische, deutsche ... Übrigens stimmen sie keineswegs überein, und falls Sie zufällig Kinderarzt oder Krankenschwester sind, können Sie unterhaltsame Sonntagabende damit verbringen, sie miteinander zu vergleichen.

Die Zahlen auf der rechten Seite nennt man Perzentile. Das 75. Perzentil bedeutet, dass von 100 gesunden Kindern 75 unterhalb dieser Linie und 25 oberhalb dieser Linie liegen. In einigen Grafiken sind die äußersten Perzentile nicht die 97. und 3., sondern die 95. und 5.

Andere Grafiken verwenden nicht die Perzentile, sondern den Durchschnitt und die typischen Abweichungen. Diese Grafiken haben von unten nach oben 5 Linien, die mit den typischen bzw. Standardabweichungen von −2, −1, Durchschnitt, +1 und +2 gekennzeichnet sind. Wir Kinderärzte sind mit diesen Linien so vertraut als gehörten sie zu unserer Familie, und wir sprechen sehr selbstverständlich davon, dass die Größe auf der −1 und das Gewicht auf der −2 liegt. Zu Ihrer Information: 16 Prozent der gesunden Kinder liegen unterhalb der −1, und unter der −2 liegen etwas mehr als 2 Prozent.

In unserer Grafik haben wir das fiktive Gewicht dreier Mädchen gleichen Alters eingetragen.

Adela hat ein völlig normales Gewicht, aber kaum 6 Prozent der Mädchen gleichen Alters wiegen mehr als sie. Ester, die 1,5 kg weniger wiegt, hat auch Normalgewicht, aber 85 Prozent der Mädchen ihres Alters wiegen mehr als sie. Man kann unter gar keinen Umständen sagen, Ester entwickle sich »schlecht«, habe »mäßiges« oder »geringes« Gewicht. Es ist ein weit verbreiteter Irrtum, danach zu streben, dass die Kinder oberhalb der Mittellinie platziert seien; die Hälfte der Kinder befinden sich per definitionem unterhalb der 50. Perzentile.

Und wie sieht es mit Laura aus? Sie liegt unterhalb der untersten Linie, und oft interpretiert man dies als »untergewichtig«. Aber Vorsicht ist geboten, denn die unterste Linie ist die 3. Perzentile; 3 Prozent der gesunden Kinder liegen unterhalb dieser Linie. Diese Linie ist keine Grenze, die Gesunde und Kranke unterscheidet, sondern ein Signal, das dem Kinderarzt sagt: »Achtung, schauen Sie sich Laura genau an. Wahrscheinlich ist alles in Ordnung, aber es könnte auch sein, dass sie krank ist.« Wie unterscheidet der Kinderarzt die 3 Prozent gesunden Kinder, die unterhalb dieser Perzentile liegen von denjenigen, die wegen irgendeiner Krankheit so wenig wiegen? Nun, dazu hat er schließlich studiert.

Wir haben mehrfach darauf hingewiesen, dass 25 Prozent der **gesunden** Kinder unterhalb der 25. Perzentile liegen. Die Grafiken entstehen nämlich durch Auswertung der Daten von Hunderten oder Tausenden gesunder Kinder. Wenn ein Kind unreif geboren wird, das Down-Syndrom hat, unter einer schweren Herzkrankheit

leidet oder wegen schwerer Durchfälle wochenlang im Krankenhaus liegen muss, dann wird sein Gewicht zur Berechnung des
normalen Durchschnittsgewichts für die Grafiken natürlich nicht
herangezogen. Wenn Ihr Kind eines dieser Probleme oder eine
ähnliche Schwierigkeit hatte, wird sein Gewicht aus dem gleichen
Grund wahrscheinlich nicht den normalen Gewichtskurven entsprechen. Dass ein Kind wegen einer chronischen Erkrankung
(oder weil es kürzlich eine schwere akute Krankheit durchgemacht
hat) ein »zu geringes Gewicht« hat, ist nicht die Folge der fehlen-
den Nahrungsaufnahme, sondern der Erkrankung. Es zum Essen
zu zwingen, würde nicht dazu beitragen, seine Krankheit zu heilen; das Kind würde nur leiden und müsste erbrechen.

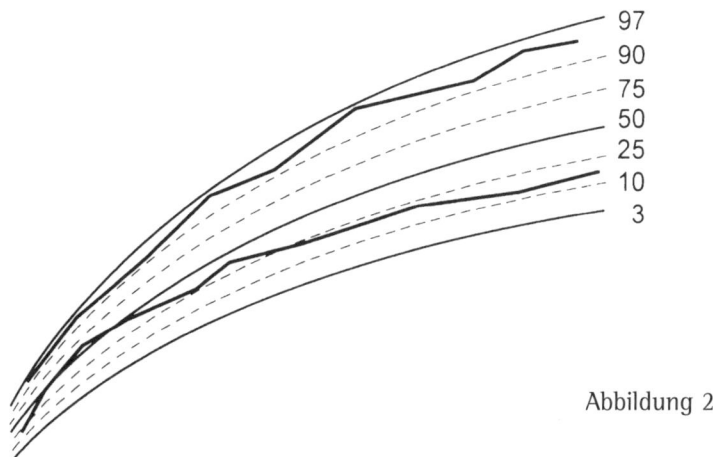

97
90
75
50
25
10
3

Abbildung 2

Nun haben wir in unserer fiktiven Gewichtsgrafik das Gewicht
zweier fiktiver Mädchen eingetragen. Die obere nennen wir Ta-
mara. Wie Sie sehen, liegt ihr Gewicht stets zwischen der 90. Perzentile und der 97. Perzentile. Einige mögen sagen: »Sie macht
sich gut.«
   Die untere Linie kennzeichnet das Gewicht von Marta. Wir sehen, dass es einmal die 50. Perzentile überschreitet, aber später
nähert es sich der 10. Perzentile. Was hat Marta? Wahrscheinlich

nichts. Wenn ihr Gewicht schlagartig oder extrem abgenommen hätte, täte ihr Kinderarzt natürlich gut daran, sie sorgfältig zu untersuchen, um sicher zu sein, dass nichts vorliegt. Aber das Wahrscheinlichste ist, dass er absolut nichts findet. Die Gewichtsgrafiken stellen nun einmal keine Entwicklungswege dar, sondern sind nichts weiter als mathematische Darstellungen komplexer statistischer Funktionen. Die Perzentilen entsprechen nicht der Gewichtsentwicklung irgendeines individuellen Kindes, und es gibt keinerlei Grund, weshalb das Gewicht der einzelnen Kinder mit irgendeiner Perzentile übereinstimmen sollte. Die nachfolgende Grafik macht dies verständlicher:

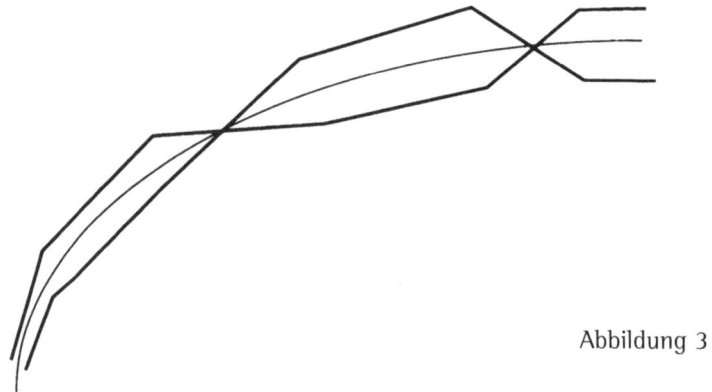

Abbildung 3

Um einen kleinen Einblick in die Geschichte der Pädiatrie zu geben, wollen wir, statt die amerikanischen, spanischen oder deutschen Grafiken zu kopieren, unsere eigenen Grafiken zeichnen (die ersten virtuell, da wir nur fiktive Babys wiegen). Das Gewicht zweier Mädchen wird während ihres ersten Lebensjahres regelmäßig festgestellt und in die Grafik eingetragen. Daraus entstehen die beiden groben Linien.

Dann errechnen wir den Durchschnittswert der beiden Mädchen. So entsteht die dünnere Linie in der Mitte. Das Gewicht eines Mädchens liegt anfangs oberhalb dieser Linie und nimmt dann ab, das Gewicht des anderen Mädchens liegt zuerst unterhalb dieser Linie und nimmt dann zu. Keines der beiden Mädchen stimmt mit dem Mittelwert überein. Können wir behaupten, die Mädchen hätten Ernährungsprobleme, nur weil ihre Gewichtsentwicklung nicht dem Mittelwert folgte? Natürlich nicht. Die Mittellinie entspricht nicht dem Entwicklungsweg der Mädchen.

Zur Berechnung des Durchschnittswertes verwenden die wirklichen Grafiken natürlich nicht nur die Werte zweier Kinder, sondern die Daten mehrerer Hundert Kinder. Können Sie sich vorstellen, wie kompliziert die Sache so wird?

Das Wachstum von gestillten Kindern

Die Gewichtsentwicklung von Marta, die wir in der Abbildung 2 grafisch dargestellt haben, ist ziemlich typisch für Brustkinder. Die üblicherweise verwendeten Gewichtsgrafiken wurden vor langer Zeit erstellt, als viele Säuglinge mit der Flasche ernährt wurden und die Säuglinge, die gestillt wurden, nur in den ersten Wochen die Brust bekamen. Heute, wo immer mehr Babys monatelang gestillt werden, beobachtet man, dass ihre Gewichtsentwicklung nicht jenen Grafiken entspricht. Verschiedene Studien[4,5] in den Vereinigten Staaten, Kanada und Europa belegen, dass die Brustkinder im Vergleich zu den alten Grafiken normalerweise im ersten Monat »sehr stark« zunehmen, sich dann aber ständig niedrigeren Perzentilen nähern; ungefähr im 6. Monat haben sie den Vorsprung vollständig eingebüßt, den sie im ersten Monat erwarben, und dann bleibt ihr Gewicht im Verhältnis zu den alten Grafiken »niedrig«.

Von diesen Entdeckungen ausgehend hat die WHO neue Grafiken erstellt, die auf den Daten von Kindern verschiedener Rassen basieren, die länger als ein Jahr lang gestillt wurden. Nach verschiedenen Verzögerungen wurden diese Grafiken endlich 2006 publiziert; man kann sie unter www.who.int/childgrowth/en/ ansehen.

Es handelt sich aber nicht darum, Grafiken für Brustkinder und andere für Flaschenkinder zu erstellen; man wird dieselben Grafiken für alle Kinder verwenden[6].

Im Vergleich mit den alten nordamerikanischen Grafiken sind die neuen Grafiken der WHO in den ersten zwei oder drei Monaten höher, aber tiefer nach dem sechsten Monat. Wie es scheint, erklärt sich der Unterschied in den ersten Monaten damit, dass die nordamerikanischen Grafiken schlecht, d. h. auf Grund sehr weniger Daten, gemacht worden waren.

Die in Spanien seit zwanzig Jahren am häufigsten benutzten Grafiken wurden von der Gesellschaft Orbegozo in Bilbao erstellt. Sie sind mit den Grafiken der WHO für die ersten Monate praktisch identisch – sowohl für das Gewicht als auch die Größe. Ab dem fünften oder sechsten Monat hingegen zeigt sich ein Unterschied im Gewicht – während die Größe weiterhin quasi gleich bleibt. Die Grafiken der WHO liegen einige 300 bis 500 g tiefer: Alle Linien liegen tiefer: das 3. Perzentil, die Mitte und das 97. Perzentil. Das bedeutet, das ein Baby, was nach der WHO im gleichen Perzentil bleibt, in der spanischen Grafik in den Perzentilen nach unten rutscht.

Viele Länder haben die offizielle Form der Grafiken der WHO übernommen und es ist anzunehmen, dass auch Spanien dies bald tun wird. Bis dahin werden noch viele Mütter gehörig erschrecken, weil man ihnen sagt, ihr 2 oder 3 Monate altes Kind »lasse in der Gewichtsentwicklung nach«, oder ihr 8 oder 9 Monate altes Kind habe »zu geringes Gewicht«. Das stimmt nicht, das Kind entwickelt sich einwandfrei!

Warum stimmt das Wachstum der Brustkinder nicht mit dem der Flaschenkinder überein? Man weiß es nicht ganz genau, aber es liegt sicher nicht am Nahrungsmangel. Wenn Kinder im ersten Monat voll gestillt werden, wiegen sie ebensoviel wie oder mehr als Flaschenkinder. Im Alter von 6 bis 12 Monaten, wenn zusätzlich Brei gefüttert wird, wiegen die Brustkinder etwas weniger als die Flaschenkinder. Wenn es wahr wäre, dass die »Brust sie nicht mehr nährt« (was hanebüchener Unsinn ist, weil die Brust immer mehr nährt als Flaschennahrung und auch mehr als Brei), dann würde das Kind hungrig bleiben und mehr Brei essen, wodurch es ebenso zunehmen könnte wie die Flaschenkinder. Aber gestillte Kinder wollen auch nicht mehr Brei essen. Der Unterschied ist grundlegender; irgendwie bewirkt die künstliche Ernährung einen Wachstumsrhythmus, der nicht mit dem der Brustkinder übereinstimmt.

»Wir wissen nicht, welche Folgen dieses exzessive Wachstum haben kann«, schrieb ich in der ersten Ausgabe dieses Buches. Mittlerweile wissen wir es, denn zahlreiche Studien[8, 9] haben gezeigt, dass Kinder, die weniger als sechs Monate gestillt wurden, im Alter von vier bis sechs Jahren schon mehr an Übergewicht und Fettleibigkeit leiden...

Nicht alle Kinder wachsen im gleichen Rhythmus

Meine 8 Monate alte Tochter hat in den letzten 4 Monaten nicht zugenommen, seit 4 Monaten wiegt sie 7.450 g; ihre Größe ist nach und nach bis auf die 71 cm angewachsen, die sie jetzt misst. Mein Kinderarzt sagte mir, wenn sie diesen Monat wieder nicht zunimmt, würde er eine Blutprobe einsenden, um herauszufinden, ob meinem Kind irgendetwas fehlt. Wenn es nicht so ist, dass sie keinen Appetit hat, und das ist dann auch schon alles ... Essen, ja, meine Tochter isst sehr wenig. Außerdem lehnt sie es ab, mit dem Löffel zu essen; als ich sie dazu zwang, erbrach sie alles. Ich gebe ihr weiterhin alles in der Flasche, Obst, Pürees und Getreidebrei.

Es ist sicher nicht »normal« (im Sinne von »häufig«), dass ein Kind zwischen dem 4. und 8. Monat nicht zunimmt. Um herauszufinden, ob dies nicht nur selten, sondern auch pathologisch ist, muss man andere Daten einbeziehen, u. a. die, für welche sich der Kinderarzt klugerweise entschieden hat, um sicherzustellen, dass das Kind nicht unter irgendeiner Krankheit leidet. Wenn man dabei aber keine Krankheit feststellt, dann ist es das Beste, ruhig abzuwarten:»Es hat keinen Appetit, und das ist alles.« Denn es ist auch nicht häufig, dass ein Kind schon mit 4 Monaten so viel wiegt: Sein Gewicht liegt praktisch auf der 95. Perzentile.

Alle Ergebnisse der Analysen waren normal, und mit 13 Monaten wog dieses Kind schon 8 kg und wollte weiterhin nicht essen. Es scheint, als ob es, statt langsam und gleichmäßig zuzunehmen, in den ersten 4 Monaten schnell zugenommen hätte, um später die Gewichtszunahme zu drosseln.

Es gibt einen speziellen Wachstumsrhythmus, der gewöhnlich den Eltern Kopfzerbrechen macht. Das ist der»Konstitutionelle Verzögerung des Wachstums« und das ist keine Krankheit, sondern eine Variante der Normalität. Das sind Kinder, die nicht entsprechend den Grafiken wachsen, sondern frei. Sie werden mit Normalgewicht geboren und wachsen einige Monate ganz normal. Aber zu einem Zeitpunkt zwischen dem dritten und dem sechsten Monat verlangsamen sie und beginnen viel langsamer zu wachsen – sowohl im Gewicht als auch in der Größe. Für gewöhnlich»fallen sie aus der Grafik« und ordnen sich unter dem dritten Perzentil für Gewicht und Größe ein. Das Gewicht ist immerhin adäquat zur Größe. Wenn der Kinderarzt sie untersucht, findet er nur Normalwerte. Sie bleiben für Jahre am Rand oder außerhalb der Grafiken, aber zwischen dem zweiten und dritten Geburtstag beginnen sie wieder in einem normalen Rhythmus zu wachsen, so dass sie sich nicht mehr von der dritten Perzentile entfernen, sondern ihr folgen. Für gewöhnlich kommen sie etwas später in die Pubertät als andere Kinder und nach all dieser Zeit erreichen sie eine völlig normale Körpergröße und sind Erwachsene von durchschnittlicher Statur. Es handelt sich dabei um eine vererbbare Eigenschaft und erklärt sich viel einfacher in Erklärungen von Großmüttern, dass ein oder bede Elternteile oder ein Onkel»als Kind ebenfalls sehr schwächlich war und der Dorfarzt ihm immer Vitamine gab«, aber der schließlich dann doch groß wurde. Wir sehen, was in einem typischen Fall passierte:

> *Ich habe eine Tochter von 18 Monaten, der ich glücklicher-weise immer noch die Brust gebe – trotz aller Kommentare von 99 % aller Leute. Das Problem ist, dass sie, seit sie vier Monate alt ist und ich wieder zu arbeiten anfing, bis heute nicht gut gegessen hat. Sie begann weniger zuzunehmen und misst heute 73,2 cm bei 8690 g. Sie wurde untersucht und alles ist normal.*

Im Alter von 18 Monaten liegt die 3. Perzentile (nach den Grafiken der WHO) bei 8200 g und 75 cm. Aber für ein Mädchen von 73 cm ist das Gewicht um die 25. Perzentile, quasi in der Mitte. Dieses Mädchen wurde von einem Endokrinologen untersucht und das Wachstumshormon, was ebenfalls untersucht wurde, war bei ihr normal. So muss man lediglich ein paar Jahre abwarten.

Und logischerweise, ein Kind, was so langsam wächst, isst auch weniger als andere Kinder.

»Nach dieser Virusinfektion hat mein Kind nie wieder richtig gegessen ...«

Normalerweise nimmt der Appetit allmählich ab, aber nicht selten ist ein äußerer Anlass (eine Krankheit, der Eintritt in einen Kinderhort, die Geburt eines Geschwisterchens ...) der Auslöser für den Prozess:

> *Mein Baby ist gerade 11 Monate alt. Nachdem ich es mit Brei fütterte, aß es, dass es eine Freude war, ganz gleich, ob ich ihm Fisch oder Huhn oder Kalbfleisch gab (...). Seit etwas mehr als 14 Tagen will es an manchen Tagen nur noch 5 oder 6 Löffel essen (wenn ich es zwinge, mehr zu essen, erbricht es). An anderen Tagen gelingt es mir, ihm den Brei in zwei*

*Portionen zu füttern. Ich weiß nicht, ob es daran liegt, dass
es fast zwei Wochen lang sehr erkältet war, mit starkem
Husten, Schnupfen und Fieber ...*

Genau wie Erwachsene verlieren Kinder den Appetit, wenn sie
krank sind. Wer hat noch nie eine solche Grippe gehabt, dass das
Essen einfach nicht mehr schmeckte, so starke Kopfschmerzen,
dass er es vorzog, ohne Abendessen zu Bett zu gehen, so heftige
Bauchschmerzen, dass ihm von allem übel wurde ...? Diese Appetitlosigkeit geht vorüber; sie dauert nur einige Tage an, solange
die Virusinfektion anhält, und verschwindet dann wieder. Wenn
ein Kind an Gewicht verloren hat, kann es vorkommen, dass es
nach der Infektion »aufgesparten Hunger« hat, so dass es einige
Tage mehr als normal isst, bis es sein Gewicht wieder erreicht hat.

Natürlich kann die Appetitlosigkeit bei einer schwereren Krankheit Wochen anhalten, und das Kind kann seinen Appetit nicht
wiedererlangen, bevor es eine adäquate Behandlung erhalten hat.

Wenn man versucht, ein krankes Kind zum Essen zu zwingen,
wird es wahrscheinlich erbrechen. Dann entsteht in ihm eine
Angst vor dem Essen und dem Löffel, die auch dann noch anhält,
wenn das Kind schon genesen ist. Wenn das Kind wirklich großen
Hunger hat, wird natürlich auch der Zwang zum Essen dem Kind
den Appetit nicht verderben. Wenn das Kind aber ungefähr 1 Jahr
alt ist, ein Alter, in dem (fast) alle Kinder den Appetit ohnehin verlieren, dann ist es wahrscheinlich, dass eine Krankheit, gefolgt
vom Zwang zu essen, die unvermeidbare Katastrophe auslöst. Das
Kind hätte ohnehin »aufgehört zu essen«, aber der Konflikt führt
dazu, dass dies nun auf jeden Fall einige Wochen früher passiert:

*Seit der Bronchitis isst das Kind nicht mehr. Jeden Tag aß es
weniger. Es ist fast 7 Monate alt und isst noch immer nichts.*

Was das Schlimmste daran ist: Die Mutter betrachtet die Krankheit als Ursache der Appetitlosigkeit; während das Kind nicht isst,
verharrt sie - manchmal beinahe unbewusst - in dem Glauben,
dass jene Virusinfektion, jener Durchfall, jene Mittelohrentzün-

dung oder Angina »nie ganz ausgeheilt ist«. Das führt oft dazu, dass die Mutter noch stärker darauf besteht, dass das Kind isst, denn sie meint, es »müsse essen, um wieder gesund zu werden«. Die Geschichte von Anabel zeigt uns, in welchen schrecklichen Teufelskreis man so geraten kann:

> *Mein Sohn ist jetzt 16 Monate alt, aber seit seinem 9. Lebensmonat öffnet er nicht mehr den Mund, um zu essen. Im Sommer hatte er mehrfach Durchfall, und man verschrieb ihm ein Medikament, das mit dem Löffel verabreicht werden musste. Seit dieser Zeit hat er etwas gegen Löffel, meine ich jedenfalls. Nun ist es so, dass er sehr abgelenkt sein muss, um etwas zu essen, ich schiebe schnell den Löffel in seinen Mund, und er schluckt es hinunter. Manchmal, wenn ich ihn mit offenem Mund erwische, würgt er. Jetzt habe ich noch ein größeres Problem, denn er beißt die Zähne zusammen, sobald der Löffel in die Nähe seines Mundes kommt. Für uns beide sind die Mahlzeiten eine einzige Quälerei.*

»Völlerei führt früh ins Grab«

Was würde mit einem Kind geschehen, wenn es wirklich nichts äße? Es würde immer dünner werden. Alle Mütter wissen, dass ein Neugeborenes in den ersten zwei oder drei Tagen leicht 200 g verlieren und danach wieder zunehmen kann. Nehmen wir einmal an, dass der Verlust viel moderater ausfällt und ein Kind 10 g pro Tag verliert. Wenn es das an allen 365 Tagen des Jahres tut, dann sind das 3.650 g. Was bleibt von einem Neugeborenen übrig, wenn wir 3.500 g wegnehmen? Wenig mehr als eine leere Windel. Ein etwas größeres Kind mit 10 kg Gewicht würde sich in weniger als 3 Jahren vor unseren Augen in nichts auflösen.

Was würde geschehen, wenn ein Kind alles essen würde, was man ihm geben will? Stellen wir uns einmal vor, das Kind hat alles gegessen, was es benötigt, aber durch mühselige Anstrengungen erreicht man, dass es etwas mehr isst; sagen wir einmal, ge-

nug, um 10 g zuzunehmen (zusätzlich zu dem, was es normalerweise zunehmen würde), im Jahr ca. 3.500 g. Wenn Ihr Kind
jeden Tag 10 g zusätzlich zunehmen würde, wären das im Jahr
ca. 3.500 g extra. So würde ein 2-jähriges Kind statt 12 kg bereits
19 kg wiegen. Mit 10 Jahren wären das statt 30 kg schon 65 kg,
mit 20 betrüge das Gewicht 135 kg statt der normalen 60 kg.

Meinen Sie nicht auch, Ihr Kind wäre dann widernatürlich
dick? Und das mit nur 10 g pro Tag. Wie viel muss man zusätzlich essen, um 10 g am Tag zuzunehmen? Man rechnet, dass zur
Herstellung von 1 g Körperfett etwa 10,8 kcal[2] an Nahrung aufgenommen werden müssen. Das sind also 108 kcal, um 10 g zuzunehmen; so viele Kalorien enthält ziemlich genau ein Becher
Joghurt mit Erdbeergeschmack, ein halbes Schokoladengebäck,
ein kleines Gläschen Babynahrung oder 250 ml handelsüblicher
Fruchtsaft.

Wären Sie damit zufrieden, wenn Ihr Kind jeden Tag einen Becher Joghurt zusätzlich äße?

Wahrscheinlich nicht. Viele Mütter bereiten einen ganzen Teller voll Brei zu, und ihr Kind isst nur ein paar Löffel voll. Wie viel
würde das Kind zusätzlich zunehmen, wenn es den ganzen Teller
leer äße? 20 oder 30 g pro Tag? Können Sie sich Ihr 10-jähriges
Kind mit einem Gewicht von 100 oder 135 kg vorstellen?

Das menschliche Verdauungssystem ist bemerkenswert anpas-
sungsfähig, und in der Praxis kann es vorkommen, dass es kaum
einen Einfluss auf unser Gewicht hat, wenn wir ein paar Löffel
mehr oder weniger essen. Aber alles hat seine Grenzen. Viele Mütter erwarten, dass ihr Kind mehr als das Doppelte dessen isst, was
es normalerweise essen würde. Keiner kann jeden Tag doppelt so
viel essen, wie er braucht, und dabei noch gesund bleiben.

Die drei Verteidigungsmechanismen des Kindes

Aus diesem Grund müssen sich die Kinder verteidigen. Wenn sie alles äßen, was man ihnen geben möchte, würden sie schwer krank werden. Zum Glück verfügen Kinder über einen strategischen Verteidigungsplan, der automatisch durchgeführt wird, um sich vor exzessiver Nahrungszufuhr zu schützen. Die erste Verteidigungstaktik besteht im Schließen des Mundes und Wegdrehen des Kopfes:

Meine Tochter ist 11 1/2 Monate alt. Seit sie 8 Monate alt ist, hat sie nicht mehr zugenommen. Damals wog sie 8 kg, und heute wiegt sie immer noch 8 kg.

Es scheint, als hätte sie nie Hunger. Wir füttern sie, während wir sie mit einem Spielzeug ablenken. So gelingt es uns, etwas in sie hineinzubekommen, aber manchmal wendet sie den Kopf ab, presst die Lippen zusammen und fängt an, sich rundweg zu weigern, etwas zu essen, und kein Mensch kann sie dazu bewegen, etwas zu essen.

Dieses Mädchen hat eindeutig zu verstehen gegeben, dass es nicht essen will, sogar deutlicher, als wenn es hätte sprechen können. Eine kluge Mutter wird nicht versuchen, ihr auch nur einen halben Löffel mehr zu geben. (Übrigens ist es keine Seltenheit, dass Kinder dieses Alters aufhören zuzunehmen, und viele normale Kinder wiegen mit 1 Jahr weniger als 8 kg.)

Wenn man weiter beharrt, zieht sich das Kind hinter die zweite Verteidigungslinie zurück: Es öffnet den Mund, lässt sich hineinschieben, was es auch sei, schluckt aber nichts hinunter. Die Flüssigkeiten und Breie tropfen eindrucksvoll aus den Mundwinkeln. Das Fleisch verwandelt sich in einen zähen und faserigen Teig, der tausendmal gekaut und schließlich ausgespuckt wird, wenn er nicht mehr hineinpasst. Das Kind formt Kugeln, statt zu essen.

Wenn man noch weiter beharrt, kann es vorkommen, dass das Kind etwas schluckt. Dann bleibt dem Kind nur noch seine letzter Ausweg: Es erbricht.

Mein 4 1/2 Monate alter Sohn hat nicht eine einzige richtige Mahlzeit eingenommen. Ich habe ihn fast 3 Monate lang gestillt, er hatte Koliken und nahm kaum zu, 150 oder 100 g pro Woche. Als ich anfing, ihm die Flasche zu geben, trank er 40 oder 50 ml, und den Rest bis zu den 100 ml nur weinend und im Schwall wieder erbrechend. Ich habe versucht, ihn alle 3 Stunden mit einer kleinen Menge zu füttern, ich habe einen 4-stündigen Rhythmus ausprobiert, ich habe versucht, ihn im Schlaf zu füttern, ihn mit Spielzeug abzulenken ... Vergebens.

Als er 4 Monate alt war, fing ich mit glutenfreiem Getreidebrei an. Zusammenbruch. Der Junge isst nicht, er schluckt nur, weil ich mich entschieden habe, ihn zum Essen zu zwingen, egal wie. Das Ergebnis: Er nimmt stark zu, 250 g, aber jede Mahlzeit ist schrecklich; zuerst gebe ich ihm die Flasche, und wenn er seine 50 ml getrunken hat, fange ich mit dem Brei an. Ich habe fünf verschiedene Milchsorten ausprobiert. Es ist immer das Gleiche; der einzige Sauger, den er akzeptiert, ist der anatomisch geformte Sauger. Schließlich hat er gelernt, gelegentlich zu erbrechen; er tut es mühelos, aber er erbricht. Jede Mahlzeit dauert durchschnittlich eine Stunde, ich füttere ihn 5 Mal am Tag.

Dieses Kind nahm die ersten Monate 100 bis 150 g pro Woche zu, und das war normal. Mit 4 Monaten nimmt es nun 250 g pro Woche zu, und das ist keineswegs normal, sondern viel zu viel für sein Alter (in einer einzelnen Woche kann das einmal normal sein, aber wenn es bei der wöchentlichen Zunahme bliebe, wäre das mehr als 1 kg pro Monat). Ihm bleibt nichts anderes übrig als zu weinen und zu erbrechen. Wenn man weiter dabei bleibt, ihn mit neuen Strafen oder Demütigungen unter Druck zu setzen, damit er sich nicht übergibt, oder wenn man gar auf ein Antiemetikum (ein Medikament gegen Erbrechen) zurückgreift, dann ist unser Held verloren.

Das Problem der Allergien

Einer der Gründe, die dazu führen können, dass sich ein Kind weigert, ein bestimmtes Nahrungsmittel zu essen, ist, dass ihm dieses Nahrungsmittel schlecht bekommt. Nahrungsmittelallergien können gefährlich werden. Wenn die ersten Symptome einer Nahrungsmittelallergie nicht erkannt werden, kann es, wie Isabels Erfahrung zeigt, dazu kommen, dass das Stillen unnötigerweise aufgegeben wird und eine Verschlimmerung des Problems eintritt:

Ich habe einen 7 Monate alten Säugling, den ich bis jetzt gestillt habe. Am Anfang war es wunderbar, und wenn es allein nach mir gegangen wäre, hätte die Stillzeit noch viel länger sein können. Aber es scheint, als ob meine Tochter wollte, dass die Milch schneller fließt, und wenn sie 5 Minuten an der Brust getrunken hatte, fing sie an, sehr unruhig zu weinen. Die letzten 3 Monate durchzuhalten, war eine schwierige Aufgabe, aber ich glaubte, es sei das Beste für mein Kind. Ich blieb beim Stillen, bis ich einfach nicht mehr konnte, denn ich bin der festen Überzeugung, dass die Stillzeit für Mutter und Kind sehr angenehm sein muss, aber ich sah nur, dass meine Tochter litt.

Bei dem Versuch, sie mit adaptierter Babynahrung zu füttern, bekam ich einen riesigen Schreck: Nach dem ersten Schluck aus der Flasche bekam sie überall im Gesicht rote Flecken. Bis die Ergebnisse des Allergietests vorlagen, musste ich die Stillzeit noch verlängern.

Natürlich lag eine Allergie vor. Die Symptome, die Isabels Tochter beim Stillen zeigte, waren ein klarer Hinweis auf eine Allergie. Aber niemand erkannte dies. Nicht einmal nach Abschluss der diagnos-

MEIN KIND WILL NICHT ESSEN

tischen Maßnahmen wusste man Isabel rückblickend zu erklären, was das Problem gewesen war.

Viele Mütter erklären, ihr Kind »lehne die Brust ab«. Ein Säugling, der vorher normal an der Brust trank, trinkt seit einigen Tagen oder Wochen kaum 5 Minuten oder noch weniger und weint dann. Diese Beschreibung kann auf zwei sehr verschiedene Situationen zutreffen:

1. Das kleine Geschöpf fängt zufrieden an, normal an der Brust zu trinken, nach spätestens 5 Minuten lässt es die Brust los und wirkt satt. Weil man der Mutter gesagt hat, sie müsse ihr Kind 10 Minuten lang stillen, glaubt sie, das Kind brauche mehr, und versucht, ihm weiterhin die Brust zu geben. Das Baby ärgert sich natürlich darüber und weint, wenn die Mutter versucht, es zum Stillen zu zwingen.

2. Das Baby fängt mehr oder weniger zufrieden an, an der Brust zu trinken, wirkt aber jedes Mal unbehaglicher, bis es in Tränen ausbricht und die Brust loslässt. Viele Mütter beschreiben dies so: »Sobald die Milch in den Magen kommt, fängt das Kind zu weinen an, als ob ihm etwas wehtäte.« Diese Beschreibung ist ausgezeichnet, denn genau das passiert.

Der erste Fall ist völlig normal und entspricht der natürlichen Verkürzung der Stillzeiten entsprechend dem Wachstum des Kindes, auf die wir später noch näher eingehen werden (siehe »Die Dreimonatskrise«). Man braucht nichts zu tun, außer zu akzeptieren, dass das Kind nicht mehr zu trinken braucht und nicht zu versuchen, es zu zwingen.

Wenn man wochenlang versucht, ein Baby zum Stillen zu zwingen, kann es sein, dass es einen Widerwillen gegen das Stillen entwickelt, so dass es sogar schon zu weinen anfängt, bevor man es zwingt. Das würde es erschweren, die beiden Fälle zu unterscheiden. Aber wenn man sich erinnert, dann kann man deutlich erkennen, dass es sich anfangs eindeutig um den ersten Fall handelte.

Im zweiten Fall geht es um eine Allergie oder Überempfindlichkeit gegen etwas, was die Mutter gegessen hat. Fast immer ist Kuhmilch die Ursache, auch wenn es manchmal Fisch, Eier, Soja, Orangen oder einige andere Lebensmittel sein können. So ist es bei Isabel. Hätte Isabel sofort die Kuhmilch völlig aus ihrer Ernährung weggelassen, wäre ihr viel erspart geblieben: Tränen und Leid, der Schock bei der schweren Reaktion ihrer Tochter auf die erste Flaschennahrung, das überflüssige Abstillen und der Leidensweg, den es bedeutet, ein allergisches Kind mit Spezialnahrung großzuziehen (die, abgesehen davon, dass sie sehr teuer ist, auch noch scheußlich schmeckt, weshalb Babys sie normalerweise ablehnen).

Warum fing Isabels Baby zu weinen an, nachdem es 5 Minuten an der Brust getrunken hatte? Einige Proteine der Kuhmilch (wie jeder anderen Speise, welche die Mutter zu sich nimmt) können in die Muttermilch übergehen. Natürlich ist die Anzahl der Kuhmilchproteine in der Muttermilch minimal und selten groß genug, um eine generalisierte Reaktion mit roten Flecken am ganzen Körper auszulösen, wie es bei der ersten Flaschennahrung geschah. Stattdessen treten die Quaddeln oder roten Flecken nur dort auf, wo direkter Kontakt stattfindet: im Ösophagus und im Magen des Kindes. Nach wenigen Minuten entzünden sie sich und brennen. Die Mutter sieht nichts davon, aber das Kind merkt es, denn es tut so weh!

Wenn Ihr Kind ähnliche Symptome zeigt wie Isabels Tochter und beim Stillen zu weinen beginnt, als habe es Schmerzen (besonders, wenn es zusätzlich Quaddeln oder Ekzeme hat), dann müssen Sie einen Allergietest machen, um festzustellen, ob es sich um eine Kuhmilchallergie handelt. Dazu muss die Mutter weiterhin stillen, aber in ihrer Ernährung vollständig auf die folgenden Lebensmittel verzichten: Milch, Käse, Joghurt, Butter oder jegliches andere Kuhmilchprodukt. Nicht einen Tropfen darf sie zu sich nehmen! Das gilt auch für alles, was Kuhmilch enthalten kann wie Gebäck, einige Brotsorten, Aufläufe, Schokolade, ... sogar einige Wurst- oder Schinkensorten oder »100 Prozent reine Pflanzenmargarine« enthalten Milch. Sie werden sich in eine Expertin im Lesen von Etiketten verwandeln müssen, und jedes Produkt ablehnen, das »Milch«, »feste Milchbestandteile«, »Milchpulver«, »Milchfett«, »Molke«, »Buttermilch«, »Milchprotein« etc. enthält. 7 bis 10 Tage lang müssen Sie jedes Tröpfchen Milch meiden. Nicht immer tritt der Erfolg sofort ein; man hat festgestellt, dass selbst nach 5 Tagen milchfreier Diät noch Kuhmilchproteine in der Muttermilch auftreten können. Ersetzen Sie die Kuhmilch nicht durch Sojamilch, denn die Sojamilch löst fast genauso viele Allergien aus wie die Kuhmilch.

Wenn die Symptome nach 10 Tagen nicht verschwunden sind, war die Kuhmilch nicht der Allergieauslöser. Vielleicht ist Ihr Kind gegen etwas anderes allergisch; testen Sie Eier und Fisch. Wenn die Symptome extrem stark sind und Sie nicht so viel Zeit mit dem Testen verlieren wollen, ist es vielleicht der beste Weg, von vorneherein auf Kuhmilch, Ei, Fisch, Soja und jegliches andere verdächtige Lebensmittel zu verzichten und dann wieder eines nach dem anderen einzuführen.

Wenn die Symptome Ihres Kindes verschwinden, sobald Sie die Milch weglassen, kann dies auch zufällig sein. Nehmen Sie noch einmal Milch zu sich, um zu sehen, was passiert. Aber trinken Sie keine kleine Menge, weil die Symptome zu gering sein können, so dass Sie weiterhin Zweifel haben müssten. Trinken Sie ein paar Gläser am Tag: Wenn nichts passiert, hat Ihr Kind keine Kuhmilchallergie. Es wurde rein zufällig »gesund«, und am besten denken Sie nicht weiter darüber nach. Es ist notwendig, diese Probe der Reintrodukion zu machen. Häufig wird ohne den geringsten Grund empfohlen, Kuhmilch wegzulassen - als ob die arme Kuh die Schuld aller Tränen, aller Schnupfen und Husten trüge und die Mutter trinkt monatelang keine Milch oder nur wenig mit Schuldgefühlen, ohne zu wissen, ob dies ihrem Kind nun etwas ausmacht oder nicht.

Wenn Ihr Kind aber bei der erneuten Milcheinnahme die gleichen Symptome zeigt, ist die Allergie bewiesen. Seien Sie bereit, es so lange es geht zu stillen, möglichst 2 oder mehr Jahre, und geben Sie Ihrem Kind kein Tröpfchen anderer Milch, weder in Flaschennahrung noch im Brei, denn es kann Ihnen sonst so ergehen wie Isabel: Wenn ein Kind so allergisch auf Kuhmilch reagiert, dass ihm sogar die kleine Menge, die in die Muttermilch übergeht, schon schadet, dann kann bei direkter Aufnahme eine wesentlich schwerere Reaktion ausgelöst werden.

Nicht alle allergischen Kinder sind so empfindlich, dass sie schon darauf reagieren, wenn die Mutter nur ein Stück Brot, Biskuit oder Wurst isst, die minimale Mengen Milch enthalten. Um festzustellen, ob Ihr Kind eine Kuhmilchallergie hat, muss die Diät extrem genau eingehalten werden, denn sonst bleiben immer Zweifel bestehen. Später können Sie aber vielleicht das eine oder andere dieser Lebensmittel zu sich nehmen, ohne dass Ihrem Kind etwas passiert. Es ist möglich, dass die Allergie des Kindes um so schneller heilt, je strenger die Diät der Mutter ist, auch wenn wir dies noch nicht genau wissen.

Wenn man entdeckt, dass Milch bei Ihrem Kind eine allergische Reaktion auslöst, erklären Sie dies Ihrem Kinderarzt, der bei Ihrem Kind sicherlich dahingehend einen Allergie-Test machen lassen wird. Und versuchen Sie nicht, Ihrem Kind auch nur einen Tropfen Milch oder Milchprodukte zu geben, bis er Ihnen etwas anderes anordnet. Weihen Sie auch Ihre Familienangehörigen und die Tagesbetreuung ein. Die Allergie »heilt« gewöhnlicherweise von selbst, normalerweise zwischen dem ersten und dem vierten Geburtstag. In einigen Fällen muss die Probe, ob das Kind wieder Milch verträgt, unter ärztlicher Kontrolle im gleichen Krankenhaus erfolgen.

Isst das Kind wirklich nichts?

Denn das ist noch eine andere Sache ... Es gibt Kinder, die im Alter von 1 ¹/₂ Jahren – wie wir schon oben bemerkt haben – weniger essen als Kinder mit 9 Monaten. Aber es gibt auch viele, die mehr essen, ohne dass ihre Mutter sich dessen bewusst ist. Bei der Ernährung handelt es sich um ein angeborenes Wissen, und man kann sich sehr leicht ganz und gar irren, wenn man zu schätzen versucht, wie viele Kalorien ein Kind aufnimmt.

Einer der häufigsten Irrtümer besteht darin zu glauben, dass »Milch nicht nährt«. Das gilt für Muttermilch ebenso wie für Flaschenmilch. Da es sich um Flüssigkeiten handelt, glauben die Leute, sie sei fast wie Wasser, während Milch in Wirklichkeit einen hohen Gehalt an Kalorien und Proteinen aufweist. Wir haben ja schon gesehen, dass viele Fleisch-Gemüse-Breie, ganz zu schweigen von Obstbrei, viel weniger Kalorien enthalten als Milch. Sehen wir uns einmal Alberts Fall an:

Mein Sohn ist 13 Monate alt und will Obst nicht pur essen; ich kann ihm Birne oder Banane nur in der Flasche geben und auch dann nur kleine Mengen. Er will keinerlei Saft trinken, gleich welchen Geschmacks und lehnt Getreidebrei, Joghurt und Rahmsuppe ab...
Er frühstückt zwischen 5 und 7 Uhr morgens mit 140 ml Obstmilch. Manchmal trinkt er vor dem Mittagessen 180 ml Getreidemilch. Zwischen 12 und 1 Uhr isst er Gemüsebrei mit Huhn, Schwein, Ei oder Fisch. Am Nachmittag nimmt er 210 ml Milch mit Früchten und kaltem Puter zu sich (er mag keinen Käse oder so etwas, nur Brot), gegen 8.30 Uhr abends isst er feinen Püree und 210 ml Milch mit Getreide.

Der gute Albert trinkt also täglich 840 ml Milch, außerdem isst er Obst, Gemüsebrei mit Fleisch oder Fisch, Puteraufschnitt, feinen Püree, Brot und Getreide zu zwei der Milchmahlzeiten. Und seine Mutter macht sich Sorgen, er esse zu wenig! Ein Kind von 13 Monaten mag 900 kcal pro Tag benötigen. Allein die Milch enthält

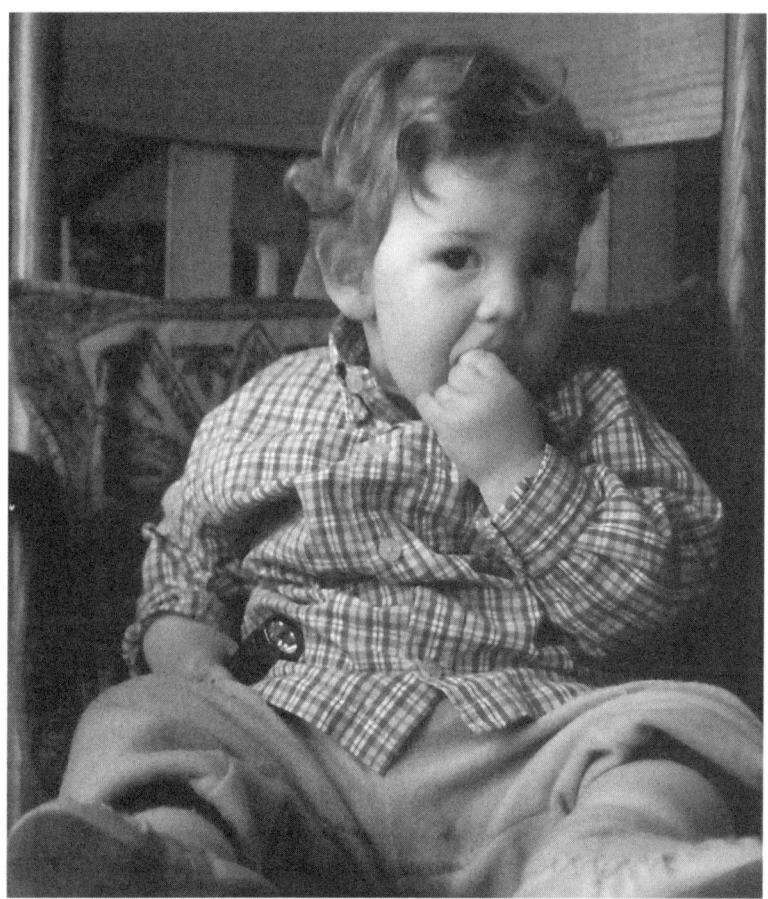

bereits 590 kcal, und dann kommt noch all das andere hinzu! Zum Glück ist das Problem auf dem besten Weg gelöst zu werden, denn seine Mutter hat das Wichtigste erkannt:

> *... ich zwinge ihn nicht mehr zum Essen, denn das macht es schlimmer.*

Kinder über einem Jahr sollten nicht mehr als 500 ml Milch pro Tag trinken. Wenn sie mehr Milch zu sich nehmen, ist das zwar nicht sehr schlimm, ... aber dann müssen Sie wissen, dass für andere Lebensmittel kein Platz mehr im Bauch des Kindes ist. Daher empfehlen viele Experten, dass Kinder, die mit der Flasche ernährt werden, keine Flasche mehr nach ihrem ersten Geburtstag bekommen. Sie sollen die Milch aus einem Becher trinken. Das ist ein kleiner Trick, damit sie nicht zu viel Milch trinken; aus der Flasche trinkt sich die Milch zu einfach.

Auch Fachleute sind vor dem seltsamen Glauben, Milch sei Wasser, nicht gefeit, besonders, wenn es sich um Muttermilch handelt. Stellen Sie sich einmal vor, wie es Silvia erging:

> *Ich habe einen schon (!) 2-jährigen Jungen, der noch immer die Brust nimmt. Das Stillen erfüllt uns beide mit Zufriedenheit. Und ich stille ihn weiterhin, trotz Ärzten, Familienangehörigen und der Gesellschaft.*
>
> *Die ersten beiden Monate nahm das Kind ziemlich zu, aber dann fingen die Probleme an: Mein Sohn wollte immer nur ein bisschen aus der Brust trinken, und ich ging so weit, ihn sogar beim Tanzen (!) zu stillen.*
>
> *Der Junge wiegt mit 2 Jahren nur 10 kg, aber er ist ein gesunder Bursche, lebhaft und voller Energie. Das Problem ist, dass er keinen Hunger verspürt (er kennt keinen Hunger). Die Leute sagen mir, die Muttermilch sei sowieso nur noch »Wasser« und ich solle mit dem Stillen aufhören, dann werde er mehr essen. – Ein Hinweis noch: Ich pumpe am Arbeitsplatz die Milch ab und friere sie ein; daraus bereiten sie ihm ein Glas mit Fresubin® und Getreide zu.*

Wir sehen die typische Geschichte: Das Baby nimmt nach 2 Monaten langsamer zu und trinkt schneller (siehe »Die Dreimonatskrise«). Und die Mutter bringt man um den Verstand, indem man ihr einredet, dies sei nicht normal, bis sie völlig verängstigt ist.

Ein 2-jähriges Kind, das 10 kg wiegt, braucht etwa 812 kcal pro Tag und 8 g Protein (nach den Ergebnissen der modernsten Studien[4+10]; viele Bücher zitieren noch immer die wesentlich höheren alten Werte). Ein Glas mit 150 ml Muttermilch und Fresubin® (einer hochkalorischen Aufbaunahrung für unterernährte chronisch Kranke) und zusätzlich 15 g Getreide enthält ca. 300 kcal (ein Drittel dessen, was das Kind pro Tag benötigt) und 9 g Protein (mehr als die Menge, die am Tag benötigt wird). Wenn dieser Junge im Laufe des Tages weitere 400 ml Muttermilch durch das Stillen erhält, sind das weitere 280 kcal und fast 4 g Protein. Dazu kommt noch das, was er an anderen Lebensmitteln zu sich nimmt. Wen wundert es da, dass der Junge keinen weiteren Hunger mehr verspürt?

Viele Mütter meinen, ihr Kind esse nicht, weil es die »kraft Gesetzes verordneten« Breie ablehnt, ohne dass sie sich dessen bewusst sind, dass ihr Kind gleichwertige oder bessere Lebensmittel zu sich nimmt. Werfen Sie noch einen Blick auf die Erklärungen von Alberts Mutter auf den vorhergehenden Seiten: Albert nimmt zweimal pro Tag Milch mit Getreide zu sich und isst Brot (ohne Käse!), aber seine Mutter behauptet, dass Albert »Getreidebrei ablehnt«.

Diesen Irrtum »Wenn er keinen Brei isst, dann isst er nichts« treibt eine Anekdote auf die Spitze: Eines Tages sagte mir eine verzweifelte Mutter: »Herr Doktor, es ist unmöglich, ihn dazu zu bringen, Obst zu essen. Ich habe alles probiert: geriebenes Obst, Obst im Gläschen, Getreide mit Früchten, Fruchtjoghurt, Fruchtzwerge... vergebens.« Da das Kind weise genug war, diese Dinge abzulehnen, wollte ich diese Mutter nicht noch mehr durcheinander bringen und ihr erklären, dass Getreide mit Früchten, Fruchtzwerge und Fruchtjoghurt nur einen sehr geringen Fruchtanteil haben und dass Joghurt mit Fruchtgeschmack kein Obst enthält (nur Zucker und Farbstoff). Stattdessen gab ich vorsichtig zu bedenken: »Manche Kinder mögen einfach keinen Brei, in dem alles gemischt ist. Haben Sie schon einmal versucht, ihm die Früchte separat zu geben, ein wenig Banane oder...?« »Ja«, unterbrach mich die Mutter, »das mag er. Er nimmt eine Banane in die Hand und isst sie fast ganz auf«. »Aber«, beharrte sie, »Obstbrei isst er einfach nicht.«

Für diese Mutter war es verlorene Zeit, eine ganze Banane zu essen, wenn diese nicht Teil eines »Obstbreis« war.

Ein letzter Faktor, der dazu beiträgt, dass viele Mütter nicht bemerken, wieviel ihre Kinder tatsächlich essen, ist das fehlende Wissen über den hohen Kaloriengehalt einiger Nahrungsmittel. Weil die Mutter verzweifelt ist, da ihr Kind »nicht isst«, greift sie oft zu irgendeiner Nascherei, bevorzugt Schokolade. Ich weiß nicht, warum das bei der Schokolade so ist, aber wenn man auch noch so satt ist, findet man doch fast immer noch Platz für ein Stückchen Schokolade (uns Erwachsenen geht das genauso). Das Kind, das keinen Hunger hatte, aber eine Süßigkeit annahm, hat nun natürlich noch weniger Hunger, darum wird es bei der nächsten Mahlzeit noch weniger essen wollen, und der Kampf ist vorprogrammiert.

Wir hatten gesagt, dass ein 2-jähriges Kind, das 10 kg wiegt, ungefähr 812 kcal pro Tag benötigt (das ist ein Durchschnittswert; einige Kinder brauchen erheblich mehr, andere wesentlich weniger). Nun gut, wenn ein Kind täglich einen halben Liter Milch trinkt (350 kcal), ein Cremeschnittchen (260 kcal), einen Joghurt mit Erdbeergeschmack (110 kcal) und ein Glas mit 200 ml Ananassaft (85 kcal) zu sich nimmt, dann haben wir schon 850 kcal. Viel mehr passt nicht in das Kind hinein. Und wenn wir nun ein Schokoladengebäck (230 kcal) hinzufügen? Dann wird es dies nicht aufessen können. Wo wollen Sie da Obst, Gemüse, Hülsenfrüchte und Fleisch unterbringen? Natürlich wäre das eine völlig inadäquate Ernährungsweise für ein Kind, aber es hätte mehr als genug Kalorien, weshalb das Kind nicht mehr essen könnte.

Wenn Sie also wollen, dass Ihr Kind gesunde Lebensmittel zu sich nimmt, dann müssen Sie aufhören, ihm Nascherien zu geben. Begrenzen Sie die Menge an Milch und Milchprodukten auf höchstens einen halben Liter pro Tag (für Kinder über einem Jahr), und geben Sie Ihrem Kind nichts als klares Wasser zu trinken (weder mehr Milch noch Saft und erst recht nicht Erfrischungsgetränke); geben Sie ihm keinen Kuchen und keine Süßigkeiten, es sei denn zu Weihnachten und anderen besonderen Festen.

2. Ihr Kind weiß, was es braucht

Alle Tiere dieser Welt fressen das, was sie zum Leben brauchen. Bei einem Spaziergang in der Natur findet man nirgends Tiere, die deshalb verhungert sind, weil ihnen keiner sagte, dass sie fressen müssen. Mehr noch, jedes Tier wählt die richtige Nahrung für seine Art; man wird ebenso wenig ein Kaninchen finden, das sich von Fleisch ernährt, wie einen Wolf, der nur Kraut frisst.

Wir Erwachsenen essen auch genug, ohne dass uns jemand dazu auffordern müsste. Wer viel Sport treibt, isst mehr als jemand, der eine sitzende Tätigkeit ausübt, ohne dass irgendjemand die Kalorien errechnen und schriftliche Anweisungen erteilen müsste. Es gibt zwar Menschen, die zum Übergewicht neigen, aber wenn man bedenkt, was geschehen könnte und doch nicht geschieht, dann wird man sich dessen bewusst, dass unser System zur Kontrolle der Nahrungsmenge sehr gut funktioniert. Angenommen, Sie äßen jeden Tag etwas mehr als erforderlich, so dass Sie 20 g pro Tag zunähmen, dann würden Sie nach einem Jahr 7,3 kg mehr wiegen, nach 10 Jahren sogar 73 kg (zusätzlich zu Ihrem jetzigen Gewicht!). Wenn Sie dagegen jeden Tag 20 g abnähmen, dann würden Sie sich in 8 oder 9 Jahren ganz in Luft auflösen; zurück bliebe nur ein Häuflein leerer Kleidungsstücke, wie bei den Gespenstern in den Filmen. Und doch gelingt es den meisten Menschen, jahrzehntelang mit einer Schwankung von ein paar Kilogramm das gleiche Gewicht zu behalten.

Das Gleiche gilt für die Qualität der Ernährung. Der gewöhnliche Sterbliche hat keine Ahnung, welche Vitamine er braucht, auch nicht, in welcher Menge er jedes benötigt oder in welchen Nahrungsmitteln diese enthalten sind. (Ja, Sie wissen, dass Orangen Vitamin C enthalten; aber wie ist es mit Vitamin B_1, B_{12} oder Folsäure?). Und doch erkrankt praktisch niemand, wenn er nicht gerade unfreiwillig Hunger leidet, an Mangelkrankheiten wie Skorbut, Beriberi, perniziöser Anämie oder Xerophthalmie.

Wie schaffen wir das? Jeder Mensch und jedes Tier hat die angeborene Fähigkeit, die erforderlichen Nahrungsmittel auszuwählen und sie in der richtigen Menge aufzunehmen. Wie kommen wir darauf, unseren Kindern könnte diese Fähigkeit fehlen? Die Nachkommen der Tiere besitzen diese Fähigkeit sehr wohl. Wenn man ein Kind essen ließe, was es will, dann wäre es logisch, davon auszugehen, dass es das essen wird, was es braucht. Wen diese theoretischen Überlegungen nicht überzeugen, den mag es vielleicht interessieren, dass dies außerdem wissenschaftlich nachgewiesen ist. In den nun folgenden Abschnitten wird erklärt, wie Kinder von Geburt an ihre Nahrung auswählen, indem sie die Zusammensetzung der Muttermilch verändern, und wie sie einige Monate später in der Lage sind, eine ihnen angemessene Ernährungsweise selbständig zu wählen.

Muttermilch à la carte.
Warum Kinder nicht nach einem regelmäßigen Zeitplan an der Brust trinken

Der Zeitplan beim Stillen ist ein Mythos. Es gab eine Zeit, da glaubte man, Säuglinge müssten alle 3 Stunden gestillt werden oder alle 4 Stunden (und außerdem 10 Minuten auf jeder Seite, um den Hohn auf die Spitze zu treiben!). Haben Sie sich je gefragt, warum gerade 10 Minuten und nicht 9 oder 11? Offensichtlich handelt es sich um runde Zahlen. Wie ist man bloß darauf gekommen zu glauben, eine »runde Zahl« sei eine »exakte Zahl«?

Selbstverständlich essen wir Erwachsenen nicht »alle 4 Stunden 10 Minuten lang von jedem Teller«. Wie lange brauchen wir, um einen Teller zu leeren? Das hängt selbstverständlich davon ab, wie schnell wir essen. Den Kindern geht es genauso: Wenn sie schnell trinken, brauchen sie weniger als 10 Minuten, wenn sie

langsam trinken, benötigen sie mehr Zeit.[8] Wenn wir zu festge-
setzten Zeiten essen, dann nur deshalb, weil unsere beruflichen
Verpflichtungen uns dazu zwingen. An freien Tagen lassen wir
diesen gewohnten Zeitplan normalerweise völlig außer Acht, ohne dass dies unserer Gesundheit im Geringsten abträglich wäre.
Dennoch gibt es immer noch Leute, die mit unbestimmten Hin-
weisen auf Disziplin oder Verdauung ihren Glauben vertreten,
Säuglinge müssten sich an einen Zeitplan gewöhnen.

Das Essen der Erwachsenen kann warten. Unser Verdauungssystem ermöglicht dies, und das Essen wird in der einen Stunde
ebenso sein wie in der nächsten. Aber Ihr Kind kann nicht warten.
Sein Hungergefühl ist überwältigend, sein Essen verändert sich,
wenn sich die Mahlzeit verspätet, denn Muttermilch ist kein totes
Nahrungsmittel, sondern ein lebendiger Stoff, der sich ständig in
der Entwicklung befindet. Die Fettmenge nimmt im Laufe der
Stillmahlzeit stark zu: Zu Beginn der Stillmahlzeit enthält die
Milch wenig Fett, zum Schluss bis zu 5-mal so viel.

Die durchschnittliche Fettmenge einer bestimmten Stillmahlzeit hängt von 4 Faktoren ab: Sie verringert sich bei größerem Abstand von der vorangegangenen Stillmahlzeit (je länger der Abstand, desto geringer der Fettgehalt) und erhöht sich mit der Fett-
konzentration am Ende der vorangegangenen Stillmahlzeit, mit
der aufgenommenen Nahrungsmenge bei der vorangegangenen
und der gegenwärtigen Stillmahlzeit (die interessierte Leserin mag
sich in den ausgezeichneten Abhandlungen von Woolridge über
die Physiologie des Stillens näher informieren)[9]. Wenn Ihr Kind
fettärmere (und infolgedessen kalorienärmere) Milch zu sich
nimmt, kann es davon größere Mengen aufnehmen und hat so
mehr Proteine, so dass ein Säugling, der 50 ml an jeder Brust
trinkt, nicht das Gleiche zu sich nimmt wie einer, der 100 ml an
einer einzigen Brust trinkt; und die Ernährung eines Säuglings,
der alle 2 Stunden 80 ml trinkt, ist völlig verschieden von der eines Säuglings, der alle 4 Stunden 160 ml trinkt.

Die Kontrolle über die Zusammensetzung der Milch ist noch immer ein Forschungsobjekt, und das, was wir nicht wissen, ist wahrscheinlich weit mehr als das, was wir bereits wissen. Zum Beispiel hat man festgestellt, dass die eine Brust normalerweise eiweißhaltigere Muttermilch produziert als die andere. Das könnte reiner Zufall sein, oder vielleicht kann Ihr Kind tatsächlich dadurch, dass es aus der einen Brust mehr und aus der anderen weniger trinkt, den Proteingehalt seiner Nahrung bestimmen.

Sie glaubten, Ihr Kind äße immer nur das Gleiche? Sie dachten, es sei langweilig, monatelang immer nur Milch zu trinken? Nun sehen Sie schon, dass das mit der Muttermilch keineswegs so ist. Ihr Kind hat ein breit gefächertes Speiseangebot zur Auswahl; ihm steht die dünne Suppe ebenso zur Verfügung wie der cremige Nachtisch. Da es nicht sprechen kann, bedient es sich dreier verschiedener Codes, um sein Menü zu bestellen:

1. Die **Menge der Milch**, die es bei jeder Stillmahlzeit aufnimmt (d. h., es saugt mehr oder weniger lange mehr oder weniger kräftig).
2. Die **Zeit**, die zwischen den Stillmahlzeiten vergeht.
3. Das Trinken an **einer einzigen** oder an **beiden Brüsten**.

Es ist geradezu genial, was Ihr Kind in der Brust bewirkt, um jeden Tag genau das zu erhalten, was es benötigt. Wenn Ihr Kind sich nach eigenem Ermessen der drei Codes bedienen kann, ist seine Kontrolle über seine Ernährung vollständig und optimal. Das bedeutet Stillen nach Bedarf: Der Säugling entscheidet, wann und wie lange er trinkt und ob er an beiden oder nur an einer Brust trinkt.

Der Mehrheit der Säuglinge gelingt es, auch wenn man ihnen die Kontrolle über einen der Mechanismen verweigert, trotzdem eine angemessene Ernährung zustande zu bringen, indem sie mit den anderen beiden Codes geschickt umgehen. In einem Experiment[10] gab man Säuglingen eine Woche lang immer nur jeweils eine Brust pro Mahlzeit, und in der anderen Woche beide Brüste (die Reihenfolge der Wochen war dem Zufall überlassen). Theoretisch hätten die Säuglinge an den Tagen, an denen sie nur eine Brust bekamen, ganz erheblich mehr Fett aufnehmen müssen als an denen, an denen sie beide Brüste zur Verfügung hatten. Die Säuglinge änderten jedoch spontan die Stillhäufigkeit und -dauer, so dass sie vergleichbare Fettmengen aufnahmen (bei unterschiedlicher Milchmenge).

Aber ein Baby, das weder Häufigkeit noch Dauer des Stillens beeinflussen kann und auch nicht entscheiden kann, ob es aus einer oder beiden Brüsten trinkt, ist verloren: Es nimmt nicht mehr die Milch auf, die es braucht, sondern die, die es zufällig bekommt. Wenn diese Ernährung stark von seinen Bedürfnissen abweicht, wird es Probleme bekommen: Es wird kein angemessenes Gewicht haben oder den Tag hungrig und weinerlich verbringen. Deshalb funktioniert das Stillen nach der Uhr selten, und das Ergebnis ist umso katastrophaler, je genauer man den Stundenplan durchzusetzen sucht. Das Baby muss unregelmäßig gestillt werden, denn nur so kann es für eine ausgewogene Ernährung sorgen.

Auch wenn Ihr Baby offensichtlich nur Muttermilch trinkt, wählt es doch vom ersten Tag an unter einer Vielzahl von Möglichkeiten stets so geschickt aus, dass seine Nahrung bezüglich Menge und Beschaffenheit immer optimal ist.

Auch Brei à la carte

Um 1920 bewies Dr. Davis in einer Serie von Experimenten, dass Kinder selbständig eine ausgewogene Ernährung wählen können[11]. Einer Gruppe von Kindern bot sie vom Augenblick der ersten Breifütterung an bei jeder Mahlzeit 10 oder 12 verschiedene Lebensmittel an. Die Kinder aßen von den Lebensmitteln, die sie essen wollten, so viel, wie sie wollten, ohne dass irgendein Erwachsener versuchte, die Nahrungsaufnahme zu beeinflussen. Im Verlauf der Monate zeigten die Kinder ein normales Wachstum und mittelfristig eine angemessene Nährstoffzufuhr, obwohl es von einer Mahlzeit zur anderen extreme Unterschiede gab, ein »Albtraum für einen Ernährungsberater«. Manchmal aßen die Kinder »Spatzenportionen« und manchmal »wie Löwen«; phasenweise aßen sie tagelang nur 1 oder 2 verschiedene Lebensmittel, um diese danach völlig zu vergessen. Auf die eine oder andere Art gelang es ihnen aber doch, zum Schluss irgendwie zu einer ausgewogenen Ernährung zu kommen.

Andere, modernere Studien haben bestätigt, dass kleine Kinder, wenn man sie essen lässt, was sie wollen, sowohl unter Laborbedingungen[12] als auch in ihrem häuslichen Umfeld[13] jeden Tag eine ziemlich konstante Kalorienzahl zu sich nehmen, obwohl die Unterschiede zwischen den einzelnen Mahlzeiten enorm sind.

Aber werden sich die Kinder nicht mit Schokolade voll stopfen?

Natürlich, wenn Sie das zulassen, selbstverständlich. Wir vermuten dies jedenfalls, denn es scheint keine wissenschaftlichen Studien zu geben, die dies belegen.

Kinder (und Erwachsene) mögen sehr gerne Süßes und Salziges naschen, und wir essen meist von beiden Dingen zu viel. Wenn Kinder eine angeborene Fähigkeit besitzen, das zu essen, was sie benötigen, warum essen sie dann so viel Naschereien?

Durch Heranziehen der Evolutionstheorie können wir eine Antwort auf die Frage finden, warum der Kontrollmechanismus gelegentlich ausfällt. Wenn ein Tier sich angemessen ernährt, lebt es länger und bekommt mehr Nachwuchs. Infolgedessen fördert die natürliche Selektion die Tiere, die sich in Bezug auf die Nahrungsaufnahme angemessen verhalten. Aber die natürliche Selektion braucht Tausende von Jahren, um Auswirkungen zu zeigen, und ein Verhalten, das zu einem bestimmten Zeitpunkt angemessen war, kann aufhören angemessen zu sein, wenn sich die Umweltbedingungen ändern.

Welchen Vorteil hat-
te es für die Kinder in
der Höhle von Altamira,
wenn sie gerne Süßes
und Salziges mochten?
Es gab weder Schokola-
de, noch Salz oder Zu-
cker. Das Süßeste, was
es gab, waren Mutter-
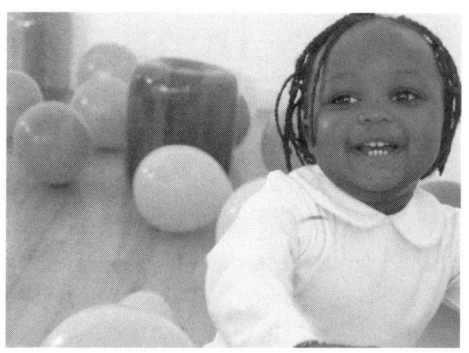
milch, ihre Hauptnahrung, und Früchte, die ihnen viele wertvolle
Vitamine zuführten. Das Salzigste war möglicherweise Fleisch, eine wichtige Quelle für Eisen und Proteine. So half diese Vorliebe
für Süßes und Salziges den Kindern, eine ausgewogene und ab-
wechslungsreiche Ernährung zu wählen. Doch heute gibt es Kara-
mellbonbons, die viel süßer sind als Früchte, und appetitanregen-
de Happen, die viel salziger sind als Fleisch, so dass unsere Aus-
wahlmethode ein wenig aus dem Gleichgewicht gerät.

Deshalb sind die Fachleute[11] heute der Ansicht, dass Kinder nur
unter der Voraussetzung eine gesunde Ernährung wählen können,
wenn wir ihnen die Wahl zwischen gesunden Lebensmitteln überlassen. Wenn Sie Ihrem Kind Obst, Nudeln, Hähnchen und Erbsen
anbieten und es wählen lassen, was und wie viel es isst, wird es
sich langfristig sicher ausgewogene ernähren, auch wenn es vielleicht 2 Tage lang nur Erbsen isst und sich dann einen ganzen
Tag lang nur von Hähnchen ernährt. Wenn Ihr Kind aber zwischen
Obst, Nudeln, Erbsen und Schokolade wählen kann, dann garantiert Ihnen niemand, dass sich Ihr Kind ausgewogen ernähren
wird.

Also: Die Verantwortung der Eltern beschränkt sich darauf, eine Auswahl gesunder Lebensmittel anzubieten. Die Verantwortung, von diesen Lebensmitteln zu wählen und die Menge zu bestimmen, die von jedem gegessen wird, haben nicht die Eltern,
sondern das Kind.

3. Was beim Essen vermieden werden sollte

Die Phantasie der Mütter kennt keine Grenzen, wenn sie ihr Kind zum Essen bewegen wollen (Väter beschäftigen sich meist weniger mit diesem Thema, wahrscheinlich mehr aus Gleichgültigkeit als aus bewusster Überlegung). Es fängt damit an, dass man mit dem Löffel Flugzeug spielt. Dann wird das Kind durch Lieder, Tänze, Puppen oder das unvermeidbare Fernsehen abgelenkt (viele Mütter benutzen ganz unbefangen das Wort »hereingelegt«). Wenig später folgen Ermahnungen (»Tu das deiner Mama nicht an«), Versprechen (»Wenn du alles aufisst, kaufe ich dir einen Dinosaurier«), Drohungen (»Bevor du nicht aufgegessen hast, darfst du nicht spielen«), Bitten (»1 Löffel für Mama, 1 Löffel für Papa, 1 Löffel für Omi«) und der Hinweis auf Vorbilder (»Schau, wie brav Pippi Langstrumpf ihre Banane isst«). Es soll sogar Eltern geben, die bei der Beobachtung, dass sich ihr Kind Dinge vom Boden in den Mund steckt, auf die geniale Idee kommen, den Fußboden sorgfältig zu reinigen und überall Bratkartoffeln zu verteilen.

Einige Methoden sind zum Lachen, aber andere viel mehr zum Weinen, vor allem für das Kind. Wir wollen einige Beispiele betrachten.

Starre Ansichten

Mein 5 Monate alter Sohn will nicht vom Löffel essen. Ich versuchte es erstmals im Alter von 4 Monaten, aber wie sehr ich mich auch (mit viel Geduld) bemühte, der Junge schrie, spuckte und weinte.

So musste ich ihm Gläschenkost und Brei mit der Flasche füttern. Inzwischen gibt es Tage, an denen er 4 oder 6 Löffel ohne zu mucksen isst, aber dann ist Schluss! Vor ein

paar Tagen habe ich angefangen, ihm nach jedem Löffel
den Schnuller in den Mund zu stecken, und so isst er alles
auf.

Viel Geduld? Hier werden die Begriffe verwechselt: Geduld wäre es gewesen, wenn sie akzeptiert hätte, dass ihr Sohn noch keinen Brei essen wollte. Diese Mutter war nicht sehr geduldig, sondern sehr beharrlich (wenn ihr Sohn reden könnte, würde er wohl ein härteres Wort verwenden, »aufdringlich« wäre dabei noch gelinde ausgedrückt). Indem sie ihrem Sohn nach jedem Löffel den Schnuller in den Mund steckt, spielt der Saugreflex dem Jungen einen üblen Streich: Statt das Essen auszuspucken, schluckt er es hinunter. Es dauert ein paar Tage und scheint zu funktionieren, aber ganz sicher wird es bald nicht mehr so weitergehen. Das Kind würde krank werden, wenn es längere Zeit weiterhin alles essen würde, und die Natur lässt es selten zu, dass dies geschieht. Der Junge wird einen Weg finden, trotz des Schnullers das Essen auszuspucken, oder wird es lernen, sich zu übergeben.

Nächtliche Überfälle

Ich habe eine Tochter von 13 Monaten, die sich bei den
Mahlzeiten etwas eigenartig verhält. Die Sache ist die: sie
isst nicht, d. h., obwohl ich ihr verschiedene Dinge gebe,
macht sie sich nicht die Mühe, sie zu probieren (es ist, als
ob sie vor dem Essen Angst hätte). Das Seltsame ist, wenn
ich ihr schließlich ein Fläschchen mache, dann weist sie es
auch zurück. Aber wenn ich ihr nachher im Schlaf erneut
das Fläschchen gebe, dann leert sie es vollständig (sogar
mit Getreide), 600 oder 700 ml Milch mit Getreide nimmt
sie so innerhalb von 24 Stunden zu sich. Sie ist ein Mäd-
chen, das nie Hunger zu haben scheint.
Kann ein Kind, das nie zum Essen gezwungen wurde, das
Essen verabscheuen?

Wurde das Kind wirklich nie zum Essen gezwungen? Und wie nennt man es wohl, wenn man einem Kind im Schlaf mehr als einen halben Liter Milch mit Getreide einflößt? Natürlich fesseln die Leute ihr Kind nicht an einen Stuhl. Wenn wir davon sprechen, dass ein Kind zum Essen gezwungen oder genötigt wird, dann beziehen wir uns dabei auf alle Methoden, im Guten wie im Bösen, ein Kind gegen seinen Willen zur Nahrungsaufnahme zu bewegen. Übrigens, wie kann man erwarten, dass ein Mädchen tagsüber Hunger verspürt, wenn es im Schlaf mehr als einen halben Liter Milch mit Getreide zu sich genommen hat? Da passt mit Sicherheit kein Bissen mehr hinein.

Verletzende Vergleiche

Vielleicht hat bereits Eva mit dem Löffel Flugzeug (oder Pterodaktylus) gespielt und ihren Sohn Kain angefeuert: »Komm, sei ein lieber Junge! Schau, wie brav dein Bruder Abel sein Gemüse isst!«

Wir merken selten, wie sehr Vergleiche Kinder quälen. Und zwar sowohl unsere eigenen als auch die anderen Kinder, mit denen wir sie vergleichen. »Schau, Monika hat schon ihr Wurstbrot ganz aufgegessen.« »Mal sehen, wann du es lernst, die Leute zu grüßen, wie es Monika tut.« Unser Kind ist wütend, und die arme Monika versucht, ihre Gefühle zu verbergen, während sie am liebsten augenblicklich im Boden versinken würde.

Hätten Sie es gerne, wenn man so mit Ihnen umginge? Stellen Sie sich vor, Sie trinken Kaffee und plaudern mit Ihrer besten Freundin. Da kommt Ihr Mann herein und wirft Ihnen an den Kopf: »Mal sehen, wann Du es lernst, Dich etwas besser zu pflegen. Schau doch Laura einmal an, wie gut sie sich frisiert, wie gepflegt ihre Haut aussieht und wie hübsch schlank sie ist. Du läufst hier immer so schlampig herum.« Und dann geht er ruhig hinaus, und Sie sitzen da mit Laura, bis auf die Knochen blamiert ... Wer von Ihnen beiden wird danach wohl das erste Wort herausbringen?

Als Vater musste ich an der Schultür mehr als einmal Verdruss erleben, wenn ich meinen Töchtern ihr Pausenfrühstück reichte und irgendeine Mutter auf die Idee kam, eine meiner Töchter als Vorbild zu gebrauchen: »Schau, was für ein großes Schulbrot dieses Mädchen essen wird.« Was mache ich dann? Tue ich, als habe ich nichts gehört und schleiche mich davon, oder renne ich der Mutter hinterher und erkläre ihr, dass meine Tochter ihr zweites Frühstück nur essen wird, wenn sie es will, aber vielleicht auch die Hälfte davon übrig lässt, und dass sie es manchmal überhaupt nicht anrührt und ich bereits einplane, die Reste davon zu essen, und dass dies Teil meines Mittagessens ist ...?

Bestechung

Viele verzweifelte Eltern halten es für eine gute Idee, sich ihr Kind zu »erkaufen«, damit es isst. Doktor Illingworth erwähnt in seinem bereits zitierten Werk den Fall eines Kindes, das auf diese Weise eine beachtliche Sammlung kleiner Modellautos anhäufte.

Seltsamerweise gab es tatsächlich jemanden, der sich die Mühe machte, die Effizienz einer solchen Bestechung zu untersuchen. In einem Experiment[11] bot man zwei Gruppen von Kindern ein neues Nahrungsmittel an. Den Kindern der einen Gruppe versprach man eine Belohnung, wenn sie dieses Nahrungsmittel probierten. Den anderen setzte man das Nahrungsmittel einfach vor und ließ sie damit machen, was sie wollten. Nach einigen Tagen aßen die Kinder, denen man eine Belohnung angeboten hatte, geringere Mengen des neuen Nahrungsmittels als die anderen. Man müsste schon dumm sein, um nicht darauf zu kommen: »Das neue Nahrungsmittel kann nicht besonders gut sein, sonst würden sie mir doch keine Belohnung anbieten.«

Ebenso unangemessen ist es, Essen als Belohnung oder zur Bestrafung einzusetzen. »Wenn du lieb bist, kaufe ich dir ein Eis«, oder »Weil du dein Mittagessen¹ nicht gegessen hast, bekommst du auch keinen Nachtisch«. Das halte ich für einen ernährungsphysiologischen Fehler, der noch mit einem pädagogischen Fehler gekoppelt ist. Rundheraus: auch wenn die Belohnung ein Spielzeug wäre und die Strafe, nicht in den Zirkus zu gehen, denke ich, dass dies nicht die beste Art ist, ein Kind zu erziehen. Ein Kind würde alles tun, um das Gewünschte zu bekommen und es braucht keine größere Belohnung als die Zustimmung seiner Eltern (und eigentlich auch nicht diese, denn es muss im Einklang mit sich selbst handeln, das ist noch viel wichtiger); und es wird nichts Schlechtes tun, wenn es versteht, dass dies anderen schadet.

Gute Menschen, Personen mit einem höheren moralischen Bewusstsein (und kleine Kinder sind solche Menschen, daran gibt es keinen Zweifel) brauchen weder Belohnungen noch Strafen. Und ein Erwachsener, der nur etwas aus Hoffnung auf eine Belohnung oder aus Angst vor Strafe unternimmt, wäre ein Hypokrit, ein Heuchler, der Gutes tut, wenn man ihn sieht und Schlechtes im Verborgenen.

Wenn Sie mit Ihrem Kind in den Zoo gehen, schmücken Sie nicht die Gelegenheit mit Sätzen wie »Das ist eine Belohnung, weil du diese Woche die Spielsachen aufgeräumt hast« – ein Satz, der darüber hinaus eine Lüge ist – und Sie wissen das. Sie wissen genau, dass Sie auf jeden Fall mit ihm in den Zoo gehen, dass Sie dies aus Liebe tun, weil es Ihr Kind ist und weil Sie es lieben, tue es, was es wolle, bedingungslos, und weil Sie es glücklich machen wollen und gemeinsam vom Wochenende profitieren wollen. Warum wollen Sie Ihrem Kind diese Liebe verschleiern und vortäuschen, dies sei nur eine Belohnung?

Kehren wir zum Essen zurück. Zusätzlich zu dem pädagogischen Problem, mit dem ich nicht einverstanden bin (die Verwendung von Essen als Belohnung oder Strafe), kommt noch ein ernährungsphysiologisches Problem hinzu: wird die Belohnung niemals Mangold sein und die Strafe niemals Schokolade, sondern genau umgekehrt – und so werden jedes Mal genau die Lebensmittel idealisiert, von denen Ihr Kind nicht zu viel essen sollte.

Die Situation wird noch lächerlicher, wenn man daran denkt, was folgender Satz bedeutet:»Wenn du deine Erbsen nicht aufisst, bekommst du auch keinen Kuchen«. Jedes Mal, wenn ich einen Satz in diesem Stil höre, muss ich mich beherrschen, um nicht vor Lachen zu platzen. Wenn das Kind keinen Hunger hat, wie soll es dann – zusätzlich zu den Erbsen – auch noch Kuchen essen? Logisch wäre genau das Gegenteil:»Weil du heute viel Erbsen gegessen hast, ist es besser wenn du keinen Nachtisch mehr isst« oder»Lass schon die Erbsen, denk daran, dass wir Kuchen haben«.

Folgendes wurde schon experimentell nachgewiesen: Wenn Kinder ein bestimmtes Nahrungsmittel in Reichweite haben, ohne dass man es sie essen lässt, schmeckt ihnen genau dieses Nahrungsmittel jedesmal besser[17]. Mit anderen Worten, wenn es Bonbons im Haus gibt und die Kinder sich den ganzen Tag sagen»wie gut wäre es, Bonbons zu essen«, folgt daraus nur, dass sie jedes Mal mehr nach Bonbons verlangen. Wenn Sie wollen, dass Ihr Kind sich nicht an Bonbons gewöhnt, ist es sicher besser, wenn sie keine im Haus haben – so bringen sie einen nicht ständig in Versuchung.

Medikamente zur Appetitanregung

Wir haben einen Säugling von fast 11 Monaten, der uns große Sorgen bereitet, weil er von Geburt an nie gut gegessen hat (ich konnte nur 1 1/2 Monate stillen); mit 3 Monaten mussten wir ihm schon die Flaschennahrung mit dem Löffel füttern, weil er sie nicht essen wollte und dies der einzige Weg war, etwas in ihn hineinzubekommen. Als er 5 Monate alt war, ging ich mit ihm zu einem neuen Kinderarzt, der einen Appetitanreger namens Pantobamin verordnete. (Anmerkung des Übersetzers: Pantobamin ist ein spanisches Medikament, bestehend aus dem Wirkstoff Cyproheptadin, Vitaminen und weiteren Zusätzen.) Das Medikament wirkte ausgezeichnet während der 1 1/2 Monate, in denen wir es verabreichten, aber als wir es absetzten, war alles wie zuvor.

Im Alter von 9 Monaten erhielt er das Medikament erneut. Dieses Mal zeigte es keine so starke Wirkung, aber unser Kind aß mehr. Seit wir jedoch wieder aufgehört haben, dieses Medikament zu geben, ist alles viel schlimmer als zuvor, weil unser Kind etwas tut, was es nie zuvor getan hatte: Es erbricht. Außerdem fängt es an zu würgen, sobald wir ihm auch nur den Löffel in den Mund stecken (schon beim ersten Löffel), und ich halte das für Besorgnis erregend, denn an den Tagen, an denen es nicht das Frühstück erbricht, übergibt es sich nach dem Mittagessen oder der Zwischenmahlzeit, und wenn uns das einen Tag lang einmal erspart bleibt, dann erbricht das Kind garantiert sein Abendessen. Die Mahlzeiten sind für mich zur Hölle geworden, seine Mutter, welche die meiste Zeit mit ihm verbringt, braucht einen Psychiater, denn sie empfindet das Essen als besonders beängstigend, weil sie meint, das Kind werde nicht so wachsen wie die anderen Kinder.

Es gibt auf dem Markt zwei Sorten appetitanregender Medikamente: die einen wirken, die anderen nicht.

1. **Nicht wirksam** sind mehr oder weniger phantasiereiche Kombinationen aus Vitaminen und seltsamen Substanzen, die üblicherweise werbewirksame Namen tragen, die an Verdauung, Wachstum, Energie oder Übertragung von Lebenssaft oder dergleichen denken lassen. Sie sind ein modernes Äquivalent zum Allheilmittel von Doktor Eisenbart, das die Scharlatane in Filmen verkaufen (tatsächlich enthalten einige auch Alkohol). Im Allgemeinen sind sie ziemlich harmlos, wenn man sie in niedriger Dosierung kurze Zeit verabreicht; aber sie sind nicht immer ungefährlich. Gegen eine der Komponenten, Hilfsstoffe oder Farbstoffe kann immer eine Allergie vorliegen, außerdem sind toxische Wirkungen von einigen »stimulierenden« Pflanzen, z. B. Ginseng,

beschrieben worden. Darüber hinaus können bei Überdosierung einige Vitamine und Mineralstoffe giftig sein.

Praktisch alle Ärzte sind sich darüber einig, dass solche »Stärkungsmittel« nutzlos sind, aber viele verschreiben sie als Placebo. Ein Placebo (lateinisch: »ich werde gefallen«) ist ein Scheinmedikament, das man dem Patienten gibt, damit er zufrieden ist. Manchmal ist es einfacher und schneller, einem Patienten ein Rezept zu geben, damit er beruhigt ist, als ihm die Wahrheit zu erklären. Außerdem gibt es tatsächlich Patienten, die ein Medikament fordern, so dass der Arzt manchmal einfach nachgeben und ein ungefährliches Placebo verschreiben muss, aus Angst, dass sich sonst der Patient ein gefährlicheres Mittel selbst kauft (in Spanien ist es leider sehr einfach, sich ohne Rezept Medikamente zu besorgen).

Gewiss, wenn Sie nicht wollen, dass man Ihnen in der einen oder anderen Situation ein Placebo verschreibt, ist es eine gute Idee, dies dem Arzt von Anfang an zu sagen und ihn gelegentlich daran zu erinnern: »Ich möchte dem Kind keine Medikamente ohne Notwendigkeit geben; wenn Sie glauben, dass das, was es hat, von selbst weggeht, kann ich auch ohne Rezept gehen.« Viele Kinderärzte werden dies mit einem breiten Lächeln der Erleichterung beantworten.

2. Wirksam sind ganz andere Medikamente. Fast alle enthalten Cyproheptadin (gemischt mit verschiedenen Vitaminen, um die Marken voneinander zu unterscheiden).

Man muss sich dessen bewusst sein, dass die »Lust zu essen« ebenso wenig ihren Sitz im Magen hat wie die Liebe im Herzen. Der Appetit kommt aus dem Gehirn (bzw. wird vom Gehirn gesteuert). Cyproheptadin wirkt (ebenso wie einige verwandte Stoffe) auf den Bereich des Gehirnes, das den Appetit steuert, genauso wie Schlaftabletten auf das Schlafzentrum des Gehirns wirken. Cyproheptadin ist in Wirklichkeit ein Psychopharmakon; seine stärksten Nebenwirkungen sind entsprechend: Schläfrigkeit (eine häufige Nebenwirkung, die Einfluss auf die schulischen Leistungen haben kann), Mundtrockenheit, Kopfschmerzen, Übelkeit; seltener sind Hochdruckkrisen, Agitiertheit, Verwirrtheit oder Halluzinationen und eine Verringerung der Ausschüttung von Wachstumshormonen (was für eine rundum erfolgreiche Behandlung: klein und dick!). Die Vergiftung (wenn das Kind die Packung erwischt und sich entschließt, alle Tabletten zu nehmen) kann zu einem tiefen Schlaf, Schwäche und Koordinationsmangel der Muskeln, Krämpfen und Fieber führen.

Natürlich sind diese schweren Nebenwirkungen sehr selten. Wir erwähnen sie nicht deshalb, um Ihnen Angst zu machen, falls Sie Ihrem Kind irgendwann einmal dergleichen gegeben haben. (Wenn wir Ihnen alle möglichen Nebenwirkungen so gängiger Medikamente wie Amoxicillin oder Paracetamol nennen würden, bekämen Sie auch einen ordentlichen Schreck.) Immer, wenn man ein Medikament einnimmt, geht man auch ein Risiko ein. Wenn man krank ist und einer Behandlung bedarf, ist es wichtig, dass dieses Risiko weit geringer als die Vorteile ist. Das Problem bei der Behandlung mit Appetitanregern ist, dass die Kinder, die sie nehmen, weder krank sind noch der Behandlung bedürfen. Der Vorteil ist also gleich null, und jedwedes Risiko, wie klein und unwahrscheinlich es auch sein mag, wird dadurch unvertretbar.

Aber zweifellos ist das Hauptrisiko des Cyproheptadin gerade, dass es tatsächlich die gewünschte Wirkung hat: das Kind isst mehr. Es isst mehr als es braucht, mehr als gut ist. Zum Glück hört die Wirkung sofort auf, wenn man das Medikament absetzt, und die meisten Kinder nehmen binnen weniger Tage wieder so viel ab, wie sie zugenommen hatten (wenn sie überhaupt zugenommen hatten).

Dieser »Rückschlageffekt« zeigt der Familie meist, dass das Medikament unnütz ist, und sie hört auf, es einzusetzen. Doch einige erliegen der Versuchung, das Medikament ständig zu geben, monatelang und sogar jahrelang. Welche Folgen kann es für ein Kind haben, wenn es monatelang oder jahrelang zu viel isst und sich gleichzeitig wegen der Schläfrigkeit weniger bewegt? Dabei kann ganz sicher nichts Gutes herauskommen.

Man hat auch Pflanzen und verschiedene »natürliche« Produkte eingesetzt, um Kinder zum Essen zu animieren. Sie alle lassen sich – wie »natürlich« sie auch seien – stets einer der obigen Gruppen zuordnen: Sie funktionieren oder funktionieren nicht (das Problem ist aber, dass es uns manchmal an ausreichenden Daten mangelt, um sie zu unterscheiden). Wenn sie nicht funktionieren – wozu dann Zeit und Geld verschwenden? Wenn sie funktionieren, dann werden die Gefahren mit denen des Cyproheptadin vergleichbar sein. Erstens, weil sie wahrscheinlich auf das Gehirn wirken, wenn sie wirklich den Appetit vergrößern. Zweitens, weil man kein Kind dazu bringen kann, mehr zu essen als es braucht, ohne dass dies langfristig zu Gesundheitsschäden führt.

Glücklicherweise ist die Verwendung von Chinarindenextrakt und anderen alkoholischen Getränken, die vor einigen Jahren zur Appetitanregung üblich war, schon aus der Mode gekommen. Es versteht sich von selbst, dass man Kindern keinen Alkohol geben darf.

Zusammenfassend kann man sagen: Die Appetitanreger sind unnütz, wenn sie nicht wirken, und gefährlich, wenn sie wirken. Ihre Wirkung ist nur vorübergehend und mit einem Rückschlageffekt. Man sollte sie niemals einsetzen.

Wie ein Kind dies alles erlebt

Was würden uns unsere Kinder erzählen, wenn sie sprechen könnten? Vielleicht so etwas wie das Folgende:

> Seit meinem 9. Lebensmonat fing ich an, meine Eltern beim Essen als etwas aufdringlich zu empfinden. Bis dahin hatten sie mir immer ziemlich gut zu essen gegeben. Aber dann fingen sie an, mir einen weiteren Löffel geben zu wollen, wenn ich schon satt war, und eines Tages versuchten sie, mir etwas Gallertartiges und Ekliges in den Mund zu stecken, das sie Gehirn nannten und das angeblich sehr nahrhaft sein soll.

Anfangs waren das vereinzelte Vorkommnisse, denen ich nicht viel Bedeutung beimaß. Manchmal aß ich den zusätzlichen Löffel leer, um sie zufrieden zu sehen, doch daraufhin hatte ich den ganzen Nachmittag ein Völlegefühl und musste beim Abendessen einen Löffel weniger essen. Jetzt bereue ich das und meine, ich hätte von Anfang an strenger sein sollen. Ist es womöglich wahr, dass Eltern, wenn man auch nur ein einziges Mal nachgibt, ungezogen werden und dann immer mehr fordern? Ich hatte immer gedacht, ich würde meine Eltern mit Geduld erziehen und im Gespräch überzeugen, weit entfernt von den autoritären Methoden der Vergangenheit, aber jetzt weiß ich nicht mehr, was ich davon halten soll, wenn ich die Ereignisse so betrachte.

Das wirkliche Problem fing vor 1 ¹/₂ Monaten an, als ich 10 Monate alt war. Plötzlich ging es mir schlecht. Kopf, Rücken und Hals taten mir weh. Die Kopfschmerzen waren am schlimmsten, jedes Geräusch dröhnte im Kopf, ging mir durch und durch und erschütterte Mark und Bein. Wenn meine Oma »Mausilein« rief (sie nennt mich immer Mausilein, und dieser Kosename gefällt mir ehrlich gesagt fast besser als Jonathan), dann hatte ich ein Gefühl als würde mein Schädel explodieren. Und, was das Allerschlimmste war, statt mir wie sonst durch Weinen Linderung verschaffen zu können, dröhnte mir mein eigenes Weinen in den Ohren, und es wurde immer schlimmer. Auch diese gelbliche Masse, die an Knete erinnert und von Zeit zu Zeit in meiner Windel erscheint (keine Ahnung, woher sie kommt, aber Mama lässt mich nie damit spielen), änderte sich: Sie fing an, schlecht zu riechen und rieb mir den Po wund. Albert, ein Freund aus dem Park, der schon 13 Monate alt ist, sagte mir, das sei ein Virus und nicht weiter schlimm; aber meine Eltern kennen sich wohl nicht so gut aus wie Albert, denn sie schienen sich Sorgen zu machen, als wüssten sie nicht recht, was sie tun sollten.

Fast eine ganze Woche lang konnte ich kaum schlucken. Wie war ich froh, dass die Muttermilch aus Mamas Brust so sanft die Kehle hinablief. Aber wenn ich Brei zu essen versuchte, setzte er sich nur dahinten im Hals fest, so dass ich zum Schluss erbrechen musste. Seltsamerweise hatte ich nicht einmal Hunger. Ich sagte meinen Eltern immer wieder, was los war, aber sie verstanden mich einfach nicht. Manchmal bringen sie mich zur Verzweiflung, und ich denke, jetzt wird es wirklich Zeit, dass sie sprechen lernen. Sie verstanden immer das Gegenteil von dem, was ich sagte. Ich wimmerte lange, um ihnen zu sagen, »Nehmt mich in den Arm«, aber sie ließen mich in der Wiege liegen. Ich zog eine Grimasse, um ihnen mitzuteilen: »Heute habe ich überhaupt keinen Appetit«, aber sie stopften mir immer mehr Essen in den Mund. Ich verzog mein Gesicht, um zu sagen: »Noch ein Löffel, und ich muss erbrechen«, und sie wurden wütend, schrien mich an und sagten irgendetwas von einer »Hundsgemeinheit«. Zum Glück verschwanden nach wenigen Tagen die Kopfschmerzen und alles, was damit zusammenhing. Aber meine Eltern sind nicht wieder die alten geworden. Sie bestehen hartnäckig darauf, mir Essen zu geben, das ich nicht will. Und es ist nicht mehr wie am Anfang nur ein Löffel mehr; jetzt wollen sie, dass ich das Doppelte oder Dreifache des Normalen esse. Sie benehmen sich extrem seltsam: Mal drehen sie total auf, albern mit dem Löffel herum und brüllen begeistert: »Ein Flugzeug, schau, ein Flugzeug kommt, brumm!«, dann werden sie ebenso plötzlich aggressiv und versuchen, mir gewaltsam den Mund aufzureißen, oder verfallen in depressive Stimmung und jammern herum. Ich habe mir überlegt, ob sie vielleicht auch ein Virus erwischt hat, so dass sie unter Kopfschmerzen und Rückenschmerzen leiden. Wie auch immer, die Mahlzeiten sind mir zur Qual geworden; wenn ich nur daran denke, habe ich schon ein Brechgefühl, und der wenige Hunger, den ich habe, vergeht mir vollends ...

4. Ernährungspläne

Es gibt keine detaillierten Ernährungsempfehlungen für Kinder, die zugleich wissenschaftlich fundiert sind. Die Expertenausschüsse, die sich bisher mit diesem Thema auseinander gesetzt haben, waren außergewöhnlich vorsichtig und ihre Schlussfolgerungen sehr unspezifisch:

Die Empfehlungen der ESPGHAN

In Europa folgt man üblicherweise den Normen der Europäischen Gesellschaft für pädiatrische Gastroenterologie[18] (ESPGHAN, früher ESPGAN), die 1982 veröffentlicht wurden. Experten aus 9 Ländern kamen nach Durchsicht von Hunderten von wissenschaftlichen Studien zu 7 Empfehlungen, die wir wörtlich übersetzen:

1. Bei jeder Empfehlung müssen das soziokulturelle Umfeld der Familie, die Handlungsweise der Eltern und die Qualität der Mutter-Kind-Beziehung berücksichtigt werden.

2. Im Allgemeinen sollte die Einführung der Beikost nicht vor dem 3. und nicht nach dem 6. Lebensmonat erfolgen. Man muss mit kleinen Mengen anfangen und nach und nach Vielfalt und Menge erhöhen.

3. Im Alter von 6 Monaten sollten nicht mehr als 50 Prozent der Energie durch Beikost zugeführt werden. Bis zum Ende des ersten Lebensjahres müssen täglich mindestens 500 ml Muttermilch, künstliche Milch oder vergleichbare Milchprodukte gegeben werden.

4. Es ist nicht erforderlich festzulegen, welche Art von Beikost (Getreide, Obst, Gemüse) zuerst zugefüttert werden soll. Dabei sind nationale Gewohnheiten und wirtschaftliche Faktoren zu berücksichtigen. Es ist nicht erforderlich, detaillierte Empfehlungen zu geben, in welchem Alter andere tierische Proteine als Milch einzuführen sind; es ist jedoch wahrscheinlich besser,

mit der Einführung allergenreicher Speisen wie Eier und Fisch bis zum 5. oder 6. Monat zu warten.

5. Glutenhaltige Nahrungsmittel sollen nicht vor dem 4. Lebensmonat eingeführt werden. Es kann sogar empfehlenswert sein, noch länger damit zu warten, nämlich bis zum 6. Lebensmonat.

6. Lebensmittel, die wie Spinat oder Karotten unter Umständen einen hohen Nitratgehalt aufweisen könnten, müssen während der ersten Monate vermieden werden.

7. Besondere Vorsicht ist bei der Einführung von Beikost in den Familien geboten, in denen Atopien vorkommen, hier müssen die potentiell sehr allergenhaltigen Nahrungsmittel im ersten Lebensjahr streng vermieden werden.

Obwohl die Normen der ESPGHAN in englischer Sprache aufgesetzt wurden, verwendete man das deutsche Wort »Beikost« für alles, was ein Baby zusätzlich zu Muttermilch oder künstlicher Milch erhält. Dazu gehören also auch Säfte und Tees, Breie und Kekse, mit Mehl angedickte Flaschennahrung und Wurstbrötchen. Dem entspräche das spanische »alimentación complementaria« (ergänzende Nahrung), im Englischen spricht man normalerweise von »solids« (Festem). Durch allzu wörtliche Übersetzung kann man in vielen aus dem Englischen übersetzten Büchern von der »Einführung fester Nahrung« lesen. Es gibt immer irgendeinen klugen Menschen, der sich an diesem Übersetzungsfehler oder dieser falschen Nuance wie an einem Strohhalm festklammert: »Im Alter von 6 Monaten soll man feste Nahrung einführen, aber da steht nichts über Getränke. Mit Orangensaft muss man viel früher anfangen und ein oder zwei Löffel Mehl ins Fläschchen geben.«

Um es aber ein für alle Mal klarzustellen: Die Bedeutung des englischen Wortes »solids« umfasst in diesem Zusammenhang auch flüssige oder breiförmige Speisen, ebenso wie man beim spanischen »la primera papilla« (der erste Brei) sich auf Nahrung beziehen kann, die nicht zerstampft ist. Nichts soll vor dem 6. Le-

bensmonat zugefüttert werden, weder angedickte Fläschchennahrung noch Säfte, noch Kamillentee ... Nichts!

2008 veröffentlichte die ESGHAN (da H wurde für Hepatologie
hinzugefügt) ein neues Dokument[19]. Wir bringen im Folgenden die
abschließenden Ermpfehlungen in wörtlicher Übersetzung:

– Ernährung mit Muttermilch – ausschließlich oder komplett in
den ersten 6 Monaten ist ein wünschenswertes Ziel. Beikost soll
bei keinem Säugling vor der 17. Woche eingeführt werden und alle Säuglinge sollen mit Beikost in der 26. Woche begonnen haben.

– Der Begriff »Beikost« soll für alle flüssigen und festen Nahrungsmittel gelten, die außer Muttermilch gegeben werden, auch
für Anfangsnahrungen und Folgemilch-Sorten. Das Komitee legt
nahe, dass das Einschließen der Muttermilchersatzprodukte unter
die als Beikost gegebenen Nahrungsmittel nicht hilfreich ist und
Verwirrung stiften kann.

– Obwohl es theoretische Motive gibt, bei Beikost-Empfehlun-
gen zwischen muttermilchernährten Säuglingen und Säuglingen,
die mit künstlicher Säuglingsnahrung ernährt werden, zu unterscheiden (es kann sein, dass unterschiedliche Beikost-Nahrungs-
mittel für die jeweilige Gruppe unterschiedliche Vorteile haben),
sieht sich das Komitee beim Entwurf und der Durchsetzung unterschiedlicher Empfehlungen für beide Gruppen vor beachtliche
praktische Schwierigkeiten gestellt und hält diese Trennung daher
für nicht wünschenswert.

– Es wurde nicht überzeugend nachgewiesen, dass die Ver-
meidung oder verzögerte Einführung potenziell allgerieauslösen-
der Nahrungsmittel wie Fisch oder Eier, Allergien reduzieren – weder bei Säuglingen mit Allergie-Risiko noch bei Säuglingen ohne
Allergiegefährdung.

– In der Zeit der Beikosternährung soll bei gestillten Kindern
mehr als 90% des benötigten Eisens über die Beikost abgedeckt
werden und diese Nahrungsmittel sollen gut resorbierbares Eisen
enthalten.

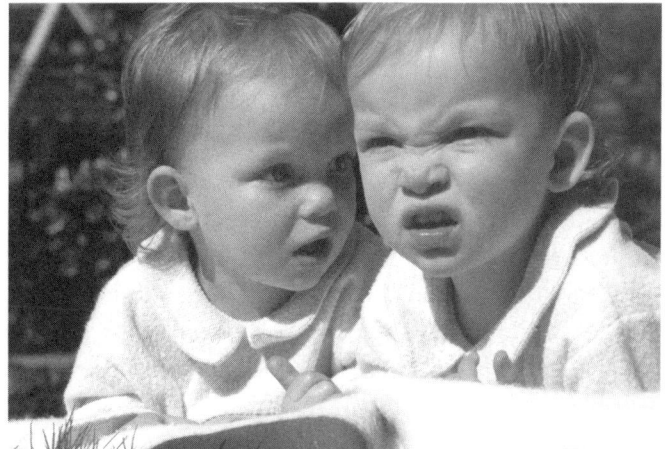

– Kuhmilch ist eine schlechte Eisenquelle. Sie soll vor dem 12. Lebensmonat nicht als Hauptgetränk gegeben werden, auch wenn kleine Mengen in die Beikost gegeben werden dürfen.

– Es ist sinnvoll, sowohl die frühe (vor dem 4. Monat) als auch die späte Einführung von Gluten (nach dem 7. Monat) zu vermeiden und Gluten allmählich, solange der Säugling noch gestillt wird, einzuführen, weil dies das Risiko für Zöliakie, Diabetes vom Typ 1 und Weizenallergie reduzieren kann.

– Säuglinge und kleine Kinder, die vegetarisch ernährt werden, müssen eine ausreichende Menge (etwa 500 ml) Milch (Muttermilch oder künstliche Säuglingsnahrung) und Milchprodukte erhalten.

– Säuglinge und kleine Kinder sollen keine vegane Ernährung (streng vegetarische Ernährung ohne Milch und Eier) erhalten.

Man muss anerkennen, dass – als abschließende Zusammenfassung – dies nicht sehr spezifiziert ist. Im Text erscheinen einige weitere Empfehlungen:

– die Nahrungsmittel eins nach dem anderen einführen
– Unzerkleinerte Nahrungsmittel vor dem 10. Monat einführen
– Kein Salz und Zucker zufügen; Säfte einschränken (wegen ihres hohen Zuckergehaltes).

Die Empfehlungen der AAP

In Amerika folgt man im Allgemeinen den Empfehlungen der Amerikanischen Akademie für Pädiatrie (AAP)[15], die 1981 veröffentlicht wurden. Wie die europäischen Empfehlungen enthalten auch sie keinerlei detaillierte Angaben darüber, in welcher Reihenfolge oder Menge die verschiedenen Lebensmittel zuzufüttern sind. Aber sie stellen einige allgemeine Richtlinien auf, die uns sehr interessant erscheinen. Man macht die Einführung der Beikost nicht vom Alter abhängig, sondern vom Grad der Entwicklung des Kindes. Das Baby ist unter den folgenden Voraussetzungen für Beikost bereit:

• Es ist in der Lage, sich ohne Hilfe hinzusetzen. (Es wäre sehr schwierig, ein Baby zu füttern, das beim Sitzen zur Seite kippt.)

• Es schiebt den Löffel nicht mehr reflexartig mit der Zunge heraus. Dieser Reflex diente wahrscheinlich ursprünglich dazu, das Baby daran zu hindern, Fliegen, Steinchen und Erde zu verschlucken: Bis Babys genug Unterscheidungsvermögen besitzen, um zu wissen, was man isst und was nicht, spucken sie vorsichtshalber alles aus. Es gibt kaum einen peinlicheren Anblick als den einer Mutter, die versucht, einem Baby Brei einzuflößen, das diesen Reflex noch hat: Brei auf dem Lätzchen, auf der Windel, im Haar von Mutter und Kind, auf dem Hochstuhl, auf dem Boden ... überall Brei, außer im Mund des Babys.

• Es zeigt Interesse am Essen der Erwachsenen. Eines Tages wird Ihr Kind, wenn es Sie essen sieht, versuchen, sich etwas zu nehmen.

• Es kann durch Gesten zeigen, ob es Hunger hat oder satt ist. Wenn ein Kind Hunger hat, öffnet es den Mund und bewegt den Kopf nach vorne, wenn es den Löffel kommen sieht. Wenn ein Kind satt ist, schließt es den Mund und dreht den Kopf zur Seite. So weiß die Mutter, dass ihr Kind nichts mehr essen will. Wenn ein Kind noch zu klein ist, um deutlich zu zeigen, dass es satt ist, besteht die Gefahr, dass die Mutter, ohne es zu mer-

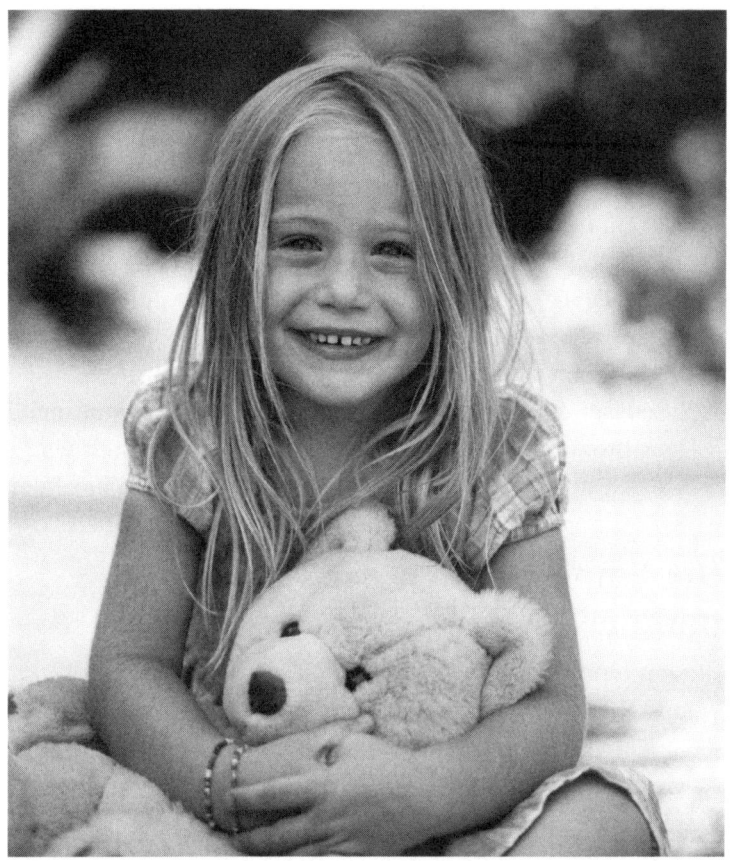

ken, dem Kind mehr zu essen gibt, als es wollte. Da man nie, nie, nie ein Kind zum Essen zwingen sollte, darf man ihm keinen Brei geben, ehe es in der Lage ist, das Essen abzulehnen, wenn es keinen Hunger mehr hat.

Die Nordamerikaner betonen auch die Notwendigkeit, ein Lebensmittel nach dem anderen einzuführen, in kleinen Mengen und mit einem Abstand von mindestens einer Woche. So kann man erkennen, ob ein Nahrungsmittel dem Baby gut bekommt.

Diese Normen von 1981 sind überholt, sie sind nicht mehr Bestandteil der gültigen Empfehlungen der AAP, wurden aber ebenso wenig durch andere Empfehlungen gleichen Ranges ersetzt. Was auch dieses Mal wieder das geringe Interesse der AAP an diesem Thema zeigt: Die Kinder können essen – ohne Notwendigkeit, dass es einige offizielle Empfehlungen gibt.

Doch, es gibt noch eine gültige Empfehlung der AAP zum Stillen[21], die, in dem was uns betrifft, 1997 ratifiziert wurde.

Im Bezug auf Beikost, empfiehlt sie:

- ausschließliches Stillen nach Bedarf bis zum Alter von 6 Monaten.
- Hinzufügen zusätzlicher Nahrungsmittel (vorzugsweise reich an Eisen) ab dem Alter von 6 Monaten, wobei das Kind mindestens bis zum Ende des 1. Lebensjahres weiter gestillt wird und danach noch so lange, wie Mutter und Kind dies möchten.

Die Empfehlungen der WHO und der UNICEF

Diese internationalen Organisationen empfehlen[17] u. a.:

- ausschließliches Stillen bis zum Alter von 6 Monaten.
- ab dem sechsten Lebensmonat Beikost anzubieten, obwohl »es vielleicht bis zum Alter von 7 oder sogar 8 Monaten nicht erforderlich ist, andere Lebensmittel zu geben, wenn das Kind sich weiterhin angemessen entwickelt«.
- bis zum Alter von 2 oder 3 Jahren weiterhin zu stillen.
- verschiedene Lebensmittel anzubieten.
- bis zum Alter von 12 Monaten vor dem Füttern zu stillen.
- Kindern unter 3 Jahren 5 oder 6 Mahlzeiten pro Tag anzubieten.
- Vorzugsweise Nahrungsmittel reich an Kalorien, Eisen und Vitamin A geben. Genauer gesagt, etwas Öl oder Butter zum Gemüse zu tun, damit es mehr Kalorien hat (natürlich, wenn wir es zur Hand haben, ist Olivenöl anderen Ölen oder Butter vorzuziehen).

Utopische Empfehlungen

Wie wir sehen, sind die Empfehlungen der Experten aus aller Welt sehr wenig detailliert.

Festgelegt ist weder die Reihenfolge noch das Alter, in dem bestimmte Lebensmittel eingeführt werden sollten, geschweige denn die Menge, Tageszeit oder gar der Wochentag, an dem man sie dem Baby geben sollte. Dennoch bekommt man oft unglaublich detaillierte Regeln zu lesen. Zum Beispiel:

> *»Um 13 Uhr gibt man einen Gemüsebrei mit 50 g Partoffeln, 30 g Böhren, 30 g Urbsen. Montag, Mittwoch und Freitag fügen Sie einen halben Kopf Rendiviensalat hinzu; Dienstag, Donnerstag und Samstag einen halben Kopf Glattsalat ...*
>
> *Um 17 Uhr gibt man eine halbe Girne, einen halben Rapfel, eine halbe Danane und den Saft einer halben Rapfelsine ...«*

Wir haben absichtlich Lebensmittelnamen erfunden, um zu vermeiden, dass eine Mutter, die dies Buch nur überfliegt, das Rezept liest und abschreibt.

Sie haben mit Sicherheit irgendwann ähnliche Anleitungen gehört oder gelesen. Möglicherweise haben Sie sogar versucht, ihnen zu folgen. Hat Sie nie die Neugierde gepackt? Warum 50 g Kartoffeln und nicht 40 g? Getreide im Alter von 6 Monaten und Obst im Alter von 7 Monaten oder erst das Obst und später das Getreide? Eine halbe große Banane oder eine halbe kleine Banane? Warum ein halber Apfel und eine halbe Birne und nicht am einen Tag eine ganze Birne und am nächsten Tag einen ganzen Apfel?

Wenn eine Mutter versucht hat, eine dieser Fragen laut zu stellen, bekam sie vielleicht zur Antwort ein vertrauensseliges »Weil es nun mal so ist«, ein versöhnliches »Eigentlich ist das nicht wichtig« oder gar ein beschämtes Schweigen. Einige Mütter bekamen wirklich originelle Antworten.

Eine französische Freundin, die in Spanien lebt, fragte ihren Kinderarzt z. B., ob es wirklich unerlässlich sei, fünf verschiedene Früchte zu einem Früchtebrei zu verarbeiten, denn in ihrem Land (oder zumindest in ihrer Heimatstadt) sei es Sitte, jeden Tag eine andere Frucht zu reichen. Die Antwort lautete: »Diese Mischung ist eine perfekt ausgewogene Zusammenstellung.«

Bei anderer Gelegenheit kam uns zu Ohren, Getreide müsse unbedingt mit Milch zubereitet werden, weil bei einer Zubereitung mit Wasser der Kaloriengehalt pro Milliliter zu gering sei. Der Gedanke ist genial, aber eine Frage bleibt ungeklärt: Warum fügen wir dem Obst und dem Gemüse keine Milch hinzu, wo ihr Kaloriengehalt pro Milliliter doch noch viel niedriger ist als der des Getreides?

Außerdem stimmen die detaillierten Empfehlungen fast nie überein. Sie haben in der Vergangenheit nicht übereingestimmt (mehr dazu im Kapitel »Kleiner historischer Abriss«) und tun es auch heute nicht. In verschiedenen Büchern, in verschiedenen Ländern, in verschiedenen Städten, in verschiedenen Stadtvierteln gibt man völlig unterschiedliche Ernährungspläne heraus. In einem mir bekannten Gesundheitszentrum arbeiteten 4 Kinderärzte. Die Krankenschwestern, deren Aufgabe es war, den Müttern die schriftlichen Anweisungen für die Ernährung ihrer Kinder auszuhändigen, fragten vorher: »Welcher ist Ihr Kinderarzt?«, denn es gab vier verschiedene Informationsblätter!

Warum stellen echte Experten keine detaillierteren Regeln für die Kinderernährung auf? Sie können nur Empfehlungen aussprechen, die auf wissenschaftlichen Grundlagen beruhen. So eine wissenschaftliche Grundlage mag nicht immer ganz fest stehen, bedarf wegen neuer Erkenntnisse immer wieder der Überprüfung, aber zumindest ist es eine Grundlage.

Zum Beispiel sagen wir, dass voll gestillte Kinder kein Wasser zu trinken brauchen, weil in mehreren Experimenten in heißem Klima, sogar in Wüstenklima, nachgewiesen wurde, dass Kinder, die (nach Bedarf, natürlich) voll gestillt wurden und kein Wasser tranken, sich einwandfrei entwickelten. Wir sagen, dass »Babytee« aus wasserlöslichem Pulver für Babys ungesund ist, weil in Hunderten von Fällen beobachtet wurde, dass durch den hohen Zuckergehalt dieser löslichen Tees schwere Karies verursacht wurde.

Wir sagen, dass ein Baby in den ersten 6 Monaten nur Muttermilch braucht, weil in einer wissenschaftlichen Untersuchung 18 Babys aufs Geratewohl in 2 Gruppen unterteilt wurden: Die eine Gruppe wurde bis zum 6. Monat voll gestillt, erst dann wurde Beikost zusätzlich zur Muttermilch gegeben. Bei der anderen Gruppe wurde ab dem 4. Lebensmonat zugefüttert. Die Babys, die früher Beikost erhielten, nahmen nicht schneller zu, und man beobachtete auch keinen anderen Vorteil, aber man stellte fest, dass sie weniger Muttermilch zu sich nahmen. Noch gibt es keine wissenschaftlichen Vergleiche von Babys, die im 6. und die im 8. Lebensmonat ihre erste Beikost erhielten; es kann also sein, dass wir in den nächsten Jahren weitere Überraschungen erleben.

Wir sagen, dass man möglichst spät glutenhaltige Lebensmittel einführen soll, da man festgestellt hat, dass bei zu früher Einführung bei einigen Kindern schwere Fälle von Zöliakie auftraten. (Das ist eine Erkrankung der Dünndarmschleimhaut, die umso schwerer verläuft, je jünger das Kind zu Beginn der Krankheit ist.)

Wir sagen auch, dass die allergenhaltigsten Nahrungsmittel (wie z. B. Milch, Eier, Fisch oder Soja) möglichst spät einzuführen sind, weil man festgestellt hat, dass die Wahrscheinlichkeit, eine Allergie zu entwickeln, um so größer ist, je früher ein Kind diese Nahrungsmittel erhält.

Aber welche Fakten stehen uns zur Verfügung, um festzulegen, dass Getreide vor dem Obst eingeführt werden muss? Es gibt nur persönliche Meinungen verschiedener Leute: »Ich glaube, dass man mit Getreide anfangen muss, weil es mehr Proteine enthält.« »Unsinn, man muss mit Obst anfangen, weil es mehr Vitamin C enthält.«

Um alle Zweifel zu beseitigen, müssten wir ein Experiment machen: 50 Kindern müssten wir zuerst Obst geben und 50 anderen Kindern zuerst Getreide und dann beobachten, was passiert. Natürlich müssten alle anderen Lebensmittel und sonstige Lebensumstände für beide Gruppen identisch sein.

Solch ein Experiment wurde bisher nicht gemacht. Und es wird wohl auch nie gemacht werden.

Doch nehmen wir einmal an, jemand macht solch ein Experiment. Welches ist das messbare Ergebnis? Kindersterblichkeit? Natürlich nicht, denn bei keiner der beiden Diäten würde ein Kind sterben. Welche Ernährung verursacht häufiger Allergien? Nach diesem Kriterium kann man Fisch und Früchte vergleichen – man hat das Experiment durchgeführt, und aus diesem Grunde bieten wir erst später Fisch an. Aber soweit ich weiß, besteht bezüglich Allergien kein signifikanter Unterschied zwischen Früchten und Getreide. Was schmeckt dem Kind besser, was isst es lieber, was erbricht es seltener? Angenommen es gäbe Unterschiede, so wären es wahrscheinlich individuelle Vorlieben: Einige Kinder mögen lieber Obst, andere Getreide. Am besten probieren Sie aus, was Ihr Kind am liebsten mag, statt ihm zu geben, was 70 Prozent der Kinder in einem Experiment lieber mochten.

Natürlich lassen sich nicht alle Wirkungen kurzfristig feststellen. Wenn wir einige Monate warten, zeigen sich vielleicht Unterschiede zwischen beiden Gruppen. Vielleicht wiegen die einen z. B. mehr als die anderen. Nun müssen wir aber eine schwierige Entscheidung treffen: Ist die Ernährung besser, bei der unsere Kinder mehr zunehmen, da so eine Unterernährung ausgeschlossen wird, oder aber die, bei der unsere Kinder weniger zunehmen, weil so das Übergewicht vermieden wird? Der größte Teil der Weltbevölkerung leidet unter Unterernährung. Aber in den Industrieländern stirbt fast niemand an Unterernährung, während Fettleibigkeit sehr weit verbreitet ist und schwere Gesundheitsschäden verursacht.

Vielleicht ist es nicht so wichtig zu untersuchen, welche Kinder schwerer oder leichter sind als vielmehr, welche gesünder sind. Wollen wir noch etwas warten und sehen, welche Kinder zuerst laufen können, welche früher sprechen und über einen umfangreicheren Wortschatz verfügen? Natürlich stellt sich die Frage, ob

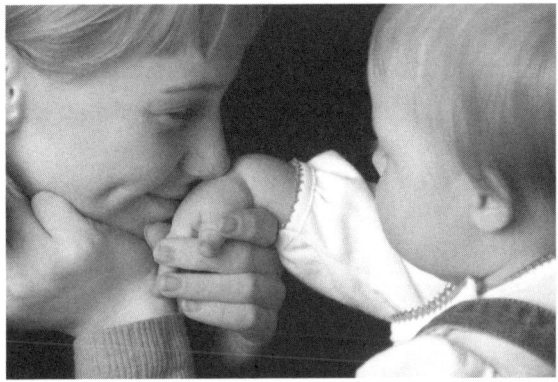

es etwas nützt, früher sprechen zu können, wenn die Kinder später in der Schule versagen. Und was nützen gute Schulnoten, wenn man später keine Arbeit finden kann? Wird die Ernährung im Kindesalter im Laufe der Jahre Auswirkungen auf die Gesundheit haben? Führt sie zu einem höheren oder niedrigeren Cholesterinspiegel, zu mehr oder weniger Krebserkrankungen, seltener oder häufiger zu Infarkten ...?

Letzten Endes kann unsere wissenschaftliche Studie 30 oder 50 Jahre dauern ... und erbringt wahrscheinlich keinen signifikanten Unterschied zwischen den Kindern, die zuerst Obst, und denen, die zuerst Getreide erhalten. Doch vielleicht werden tatsächlich Unterschiede sichtbar. Dann stehen wir vor einem neuen Problem: Was machen wir mit dem Ergebnis?

Nehmen wir z. B. einmal an (alles, was jetzt folgt, ist frei erfunden), Kinder, die zuerst Obst bekommen, wögen durchschnittlich 150 g mehr als Kinder, die zuerst Getreide essen; sie fingen durchschnittlich 3 Wochen früher zu laufen an, hätten mit 10 Jahren schlechtere Noten in Mathematik, aber mit 15 Jahren bessere Noten in Gemeinschaftskunde; sie wären mit 25 Jahren seltener arbeitslos, aber hätten schlechter bezahlte Arbeitsplätze; sie hätten einen höheren Cholesterinspiegel, aber niedrigen Blutdruck; sie hätten eine um 15 Prozent höhere Wahrscheinlichkeit, mit 40 Magenkrebs zu bekommen, aber eine um 40 Prozent geringere Wahrscheinlichkeit, mit 50 Arthrose zu haben ...

Sie sind die Mutter, haben all diese Daten zur Hand und müssen eine Entscheidung treffen. Angenommen, diese Daten wären gesichert und verlässlich – was würden Sie Ihrem Kind zuerst geben – Getreide oder Obst?

Wir haben natürlich ein wenig Schwarzweißmalerei betrieben. Zuerst haben wir angenommen, es gäbe keine signifikanten Unterschiede; und dann haben wir signifikante Unterschiede dargestellt, die jedoch solche Gegensätze aufweisen, dass sich Vor- und Nachteile praktisch gegenseitig aufheben.

Es gibt noch eine dritte Möglichkeit (die jedoch sehr weit hergeholt ist): nämlich, dass unsere Studie signifikante Unterschiede zwischen den beiden Ernährungsweisen feststellt. Stellen wir uns einmal vor, es wäre wissenschaftlich nachgewiesen, dass die Kinder, die zuerst Obst bekommen, ein Leben lang gesünder, hübscher, schlauer und glücklicher wären als die, die zuerst Getreide erhalten. Das herauszufinden hat uns mehr als 50 Jahre gekostet. Nun stellen wir unsere Ergebnisse glücklich und stolz der Öffentlichkeit vor. Doch statt einer Welle der Dankbarkeit erfasst uns eine Flut neuer Fragen: Und wenn wir nun mit Gemüse anfingen oder mit Hühnchen? Fangen wir mit 6 oder 7 Monaten an oder mit 7 $\frac{1}{2}$ ...? Fangen wir mit Apfel, Birne oder Banane an? In meiner Heimat baut man keine Äpfel und Birnen an, soll ich da mit Mango, Ananas oder Papaya anfangen? Ein halber Apfel oder ein ganzer? Golden Delicious, Starking oder Cox Orange? Haben Äpfel aus dem Kühlhaus die gleichen Vitamine wie die frisch geernteten Äpfel? Soll man sie mit der Schale füttern, weil unter der Schale die meisten Vitamine sitzen, oder wegen der Pestizide auf der Schale lieber geschält? Um diese Fragen zu beantworten, müssten wir neue wissenschaftliche Studienreihen beginnen.

Darum habe ich gleich zu Anfang gesagt: Solch eine Studie hat es bisher nicht gegeben und wird es nicht geben. Wir werden nie eine endgültige Antwort bekommen.

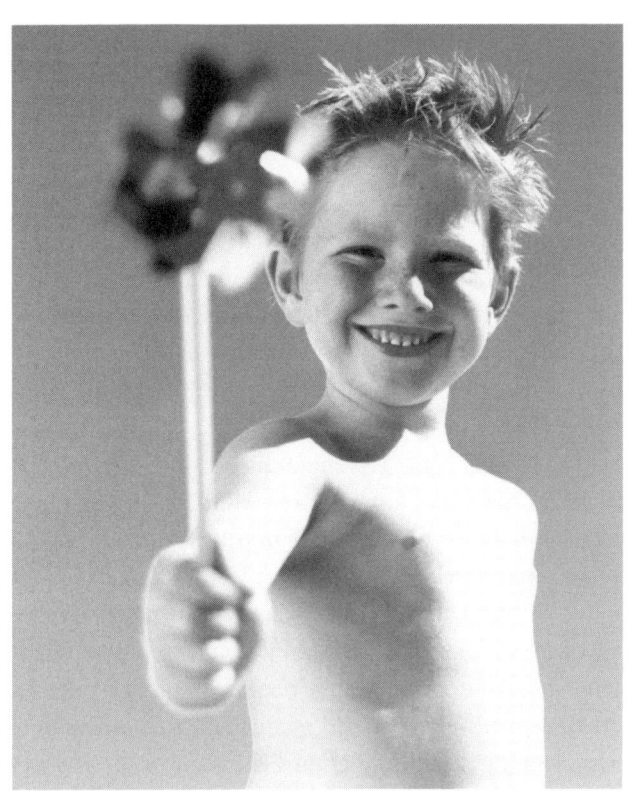

Zweiter Teil

Was ist zu tun, wenn ein Kind immer noch nicht isst?

5. Ein Experiment, das Ihr Leben verändern wird

Ihre Tochter isst nicht. Schon seit Monaten, vielleicht seit Jahren. Sie haben alles versucht, aber die Lage bessert sich nicht. Sie sehen angsterfüllt der nächsten Mahlzeit entgegen, und an den meisten Tagen weinen zum Schluss beide.

Ihre Tochter wird sich nicht ändern. Zumindest nicht, bis ihr eigener Körper mehr Nahrung verlangt, vielleicht im Alter von 5 Jahren oder auch erst als Jugendliche. Ihre 3-jährige Tochter kann nicht morgen oder am nächsten Montag kommen und sagen: »Mama, ich habe es mir überlegt und beschlossen, dass ich ab sofort, ohne aufzumucksen, alles essen werde, was du mir auf den Teller gibst. So wirst du erkennen, dass ich dich sehr liebe, und ich hoffe, dass sich unsere Beziehung durch diese Geste meines guten Willens verbessern wird.« Ihre Tochter ist nicht in der Lage, so etwas zu denken; und wenn sie es doch täte, dann könnte sie ihr Versprechen nicht halten (denn es ist, wie gesagt, physisch unmöglich, mehr zu essen als der Körper braucht, ohne zu erkranken).

Infolgedessen liegt die einzige Hoffnung auf Veränderung in Ihrer Hand. Sie können Ihrer Tochter sehr wohl sagen: »Mein liebes Kind, ich habe es mir überlegt und beschlossen, dass ich ab sofort nicht mehr versuchen werde, dich zum Essen zu zwingen, wenn du keinen Hunger hast oder gegen die Speisen Widerwillen empfindest.« Und Sie können dieses Versprechen durchaus halten (auch, wenn es Ihnen verständlicherweise schwer fallen wird).

Ich möchte noch einmal klar und deutlich sagen, dass es sich hierbei nicht um eine neue Methode handelt, Ihre Tochter dazu zu bewegen, mehr zu essen. Sie wird ungefähr so viel essen wie vorher, vielleicht etwas mehr oder weniger. Es geht darum, dass sie es zufrieden und glücklich in vernünftiger Zeit essen wird – und nicht in 2 Stunden unter Tränen, Kämpfen und Erbrechen.

Ich möchte auch betonen, dass es nicht darum geht, das Kind durch Hunger in die Knie zu zwingen. Der Gedanke ist nicht: »Du bist ein schlecht erzogenes Mädchen, darum nehme ich dir jetzt den Teller weg, und dann wirst du erfahren, was Hunger ist. Wenn du essen willst, wirst du mich darum bitten müssen.« Das wäre nicht nur ungerecht, sondern auch gefährlich; das hieße, mit Ihrer Tochter einen Wettstreit anzufangen, »mal sehen, wer am dickköpfigsten ist«, und das sind normalerweise die Kinder. Ich habe von zwei Fällen erfahren (genauer gesagt, man hat mir Jahre später davon erzählt), bei denen die Methode, ein Kind nicht zum Essen zu zwingen, nicht funktionierte; in beiden Fällen wurde sie wie eine Strafe eingesetzt (auch wenn dies nicht in Worten zum Ausdruck kam, ja sogar, ohne dass überhaupt etwas gesagt wurde).

Ganz im Gegenteil, wir treten für die Achtung der Freiheit und Unabhängigkeit der Kinder ein. Die richtige Einstellung ist: »Du hast keinen Hunger mehr, Schätzchen? Prima, dann putze dir die Zähne und geh spielen.«

Für die meisten Mütter, vor allem diejenigen, die schon jahrelange Kämpfe ums Essen hinter sich haben, ist es sehr schwierig, den Schritt zu tun, ihre Kinder nicht mehr zu zwingen. Veränderungen sind immer schwierig. Und die Angelegenheit mit dem Essen ist besonders beängstigend. Ich habe Mütter kennen gelernt, die während der ersten Tage, an denen sie ihr Kind nicht zum Essen zwangen, hinausgehen mussten, um in einem anderen Zimmer zu weinen. Sie waren ehrlich überzeugt davon, ihre Tochter würde nichts essen, wenn sie sie nicht dazu zwängen. Sie glaubten, sie bekäme eine Blutarmut oder würde gar »vor Hunger sterben«.

Aber Ihre Tochter kann nicht mit dem Finger schnippen und sogleich verhungern. Um ernsthaft zu erkranken, müsste sie erst einmal Gewicht verlieren. Viel Gewicht. Bedenken Sie, wie viel Gewicht sie gleich nach der Geburt verlor. Viele Kinder nehmen innerhalb von zwei Tagen $1/4$ kg ab und erreichen ihr Geburtsgewicht erst nach einer Woche wieder – ohne Problem. Wenn Ihre Tochter nichts isst, wird sie abnehmen. Sie müsste viel abnehmen, damit eine ernsthafte Gefahr bestünde. Diese unterernährten Kinder aus Afrika, die wir auf Fotos sehen, haben 5 oder 7 kg verloren (oder nie zugenommen).

Deshalb gibt es ein ganz simples Mittel, mit dessen Hilfe Sie den Gesundheitszustand Ihrer Tochter prüfen können, um sicher zu sein, dass keinerlei Gefahr besteht: eine einfache Waage. Solange Ihre Tochter kein Kilogramm abnimmt, wird es kein Problem geben. Ich spreche von 1 kg (bei kleinen Babys vielleicht weniger, sagen wir 10 Prozent ihres Gewichtes), weil Schwankungen von unter einem Kilogramm völlig normal sind und Sie sich verrückt machen würden, wenn Sie darauf etwas gäben. Wenn Sie Ihre Tochter wögen, bevor und nachdem sie ein Glas Wasser getrunken hat, hätte sie $^1/_4$ kg zugenommen. Und wenn Sie Ihre Tochter vor und nach dem Gang zur Toilette wögen, hätte sie fast $^1/_2$ kg abgenommen. Alles, was unter einem Kilogramm liegt, spielt keine Rolle und ist sehr weit davon entfernt, gefährlich sein zu können.

Selbst wenn die in diesem Buch erläuterten Argumente Sie nicht überzeugen, selbst wenn Sie weiterhin sicher sind, dass Ihre Tochter »nichts isst, wenn man sie nicht dazu zwingt«, bitte ich Sie, die Methode als Experiment auszuprobieren. Sie haben nichts zu verlieren. Sie haben Monate oder Jahre so verbracht und alles versucht. Wenn es stimmt, dass Ihre Tochter nichts isst, wenn man sie nicht dazu zwingt, wird sie 1 kg abnehmen, und das sehr schnell (ein Neugeborenes kann innerhalb von 2 Tagen 250 g verlieren, obwohl es gestillt oder mit der Flasche gefüttert wird, so dass Ihre Tochter in weniger als 1 Woche 1 Kilo abnehmen kann, wenn sie wirklich nichts isst). Wenn Sie Recht haben, wird dieses Experiment nur 1 Woche oder weniger dauern. Wenn Sie dann ihre Tochter wie vorher zwingen, wird sie schnell das verflixte Kilo wieder zunehmen. Und dann haben Sie das Recht, allen Nachbarinnen zu erzählen, dass im Buch von Dr. González Unsinn steht.

Aber wenn ich Recht habe und Ihre Tochter kein Kilogramm abnimmt, wenn Sie aufhören, sie zum Essen zu nötigen, dann bedeutet das, dass sie mit und ohne Zwang gleich viel gegessen hat. Wie viele Stunden verbringen Sie damit, Ihrer Tochter Frühstück, Mittagessen, Zwischenmahlzeit und Abendessen zu geben? Viele Mütter verbringen damit mehr als 4 Stunden pro Tag, 4 Stunden voller Tränen, Geschrei, Erbrechen. Nun, Ihre Tochter mag ungefähr 1 Stunde pro Tag für die 4 Mahlzeiten benötigen, und während dieser Zeit brauchen Sie zum Teil nicht einmal anwesend zu sein. Stellen Sie sich einmal vor, was Sie in der übrigen Zeit alles tun könnten: Bücher lesen, Bücher schreiben, Klavier spielen ... oder einfach angenehmere Dinge mit Ihrer Tochter tun. In diesen Stunden könnten Sie ihr Geschichten erzählen, gemeinsam malen, basteln, spielen, mit ihr die Hausaufgaben machen ... Wenn das Experiment glückt, wird sich Ihr Leben, das Ihres Kindes und Ihrer ganzen Familie ändern.

Zusammengefasst wird das Experiment folgendermaßen durchgeführt:
1. Wiegen Sie Ihre Tochter auf einer Waage.
2. Zwingen Sie sie nicht zum Essen.
3. Wiegen Sie sie erneut nach einiger Zeit.
4. Wenn sie kein Kilogramm abgenommen hat, zwingen Sie sie weiterhin nicht zum Essen, und machen Sie bei Punkt 2 weiter.
5. Wenn sie 1 kg verloren hat, ist das Experiment vorbei. Machen Sie, was Sie wollen.

Einige Punkte, auf die man achten sollte

Die Waage
Eine einfache Personenwaage genügt, wenn sie gut funktioniert. Sie können Ihre Tochter auch in einer Apotheke wiegen. Immer auf der gleichen Waage und mit der gleichen Kleidung (oder un-

bekleidet). Sie ersparen sich unnötige Sorgen, wenn Sie sie immer zur gleichen Tageszeit wiegen, das ist jedoch nicht zwingend notwendig. Sie können Ihre Tochter so oft wiegen, wie Sie wollen. Ich würde sie höchstens 1-mal pro Woche wiegen, aber wenn Sie sich große Sorgen machen, können Sie sie täglich wiegen. Aber versuchen Sie auf keinen Fall, Ihre Tochter zum Essen zu zwingen, wenn sie kein Kilogramm verloren hat. Dieses Experiment macht man natürlich zu einer Zeit, in der das Kind gesund ist. Wenn es starken Durchfall, Grippe oder Windpocken hat, wird es ohne weiteres ein Kilo abnehmen, ganz gleich ob Sie es zum Essen zwingen oder nicht.

Nicht zum Essen zwingen

Mit keiner Methode, mit keiner List, nicht im Guten und nicht im Bösen. Ich weiß schon, dass Sie Ihre Tochter nicht an den Stuhl fesseln oder schlagen. Mit »nicht zum Essen zwingen« meine ich: Spielen Sie mit dem Löffel nicht »Flugzeug«; lenken Sie sie nicht mit Liedern oder Fernsehen ab; versprechen Sie ihr nichts dafür, dass sie alles aufisst; drohen Sie auch nicht mit Strafen; bitten Sie sie nicht und flehen sie nicht an; appellieren Sie nicht an ihre Liebe zu Ihnen oder an die Vermittlung der Omi; vergleichen Sie sie nicht mit ihren Geschwistern, und sprechen Sie nicht von »guten« und »schlechten« Kindern; machen Sie das Aufessen der anderen Speisen nicht zur Bedingung für den Nachtisch ...

Ein praktisches Beispiel, wie man ein Kind nicht zum Essen zwingt

Angenommen, heute gibt es Makkaroni, Beefsteak mit Kartoffeln und als Nachtisch eine Banane.

»Möchtest Du Makkaroni essen?« »Ja.« Wie viele Makkaroni isst Ihre Tochter normalerweise, ehe es zur Auseinandersetzung kommt? 5? Dann füllen Sie ihr 3 auf den Teller. Nicht 3 Löffel voll, nicht 3 Berge, sondern 3 Makkaroni. Lassen Sie sie selbst essen, mit den Fingerchen oder ihrer Gabel, sofern sie damit umgehen kann.

Wenn sie aufgegessen hat, brauchen Sie nicht zu fragen:
»Möchtest Du noch mehr Makkaroni, mein Schatz?« Das ist überflüssig, weil sie von selbst darum bitten wird, wenn sie mehr haben möchte. Wenn sie nach einigen Minuten die Makkaroni nicht aufgegessen hat, fragen Sie:»War das schon genug, möchtest Du nicht mehr?« Wenn sie sagt, dass sie genug gehabt hat, räumen Sie den Teller weg, ohne das Gesicht zu verziehen und ohne ihr Vorwürfe zu machen. Wenn sie sagt, sie wolle die Makkaroni essen, aber es nicht tut, machen Sie sie freundlich darauf aufmerksam, dass sie jetzt entweder die Makkaroni isst oder Sie den Teller wegräumen werden – und tun Sie das auch nach angemessener Zeit, wenn sie keine Anstalten macht, sie zu essen. An den ersten Tagen kann ihre Tochter noch so daran gewöhnt sein, 2 Stunden mit dem Essen zu verbringen, dass diese Änderung sie überrascht; seien Sie flexibel, und wenn Ihre Tochter darauf besteht, den Teller wiederzubekommen, dann geben Sie besser nach.

Wenn Ihre Tochter daran gewöhnt war, von Ihnen gefüttert zu werden, dann sorgen Sie dafür, dass Sie ihr keinen Anlass für die Vermutung geben, sie müsse zur Strafe alleine essen oder weil Sie sie weniger liebten. Wenn sie darum bittet, gefüttert zu werden, können Sie sie füttern. Wenn Sie sehen, dass sie nicht isst, aber auch nicht zulässt, dass Sie den Teller abräumen, können Sie ihr freundlich anbieten:»Möchtest du, dass ich dir beim Essen helfe?« Füttern Sie sie aber nicht, ohne dass sie darum gebeten oder dem zugestimmt hat, und hören Sie sofort damit auf, wenn sie beginnt, sich zu weigern.

Es kann auch sein, dass sie anfangs nicht einmal Makkaroni probieren will. Nun, dann bieten Sie ihr in aller Ruhe und ohne viele Worte zu verlieren die zweite Speise an.

Ob Ihre Tochter nun 5 Makkaroni oder überhaupt keine gegessen hat, verfahren Sie ebenso mit der zweiten Speise: Sie fragen, ob sie etwas davon haben möchte, und geben ihr dann weniger als sie (aufgrund Ihrer Erfahrung) vermutlich ohne aufzumucksen essen wird. Bedenken Sie dabei, dass einige Kinder im Alter von 2 oder 3 Jahren – wenn sie wirklich hungrig sind – ein Stück Beefsteak von der Größe einer Briefmarke essen. Und wenn das Kind nur Kartoffeln will, dann geben Sie ihm nur Kartoffeln.

Ich habe das Beispiel mit zwei Gängen gewählt, weil dies in vielen spanischen Familien so üblich ist. Aber in anderen Ländern isst man für gewöhnlich nur einen Gang und das erscheint mir perfekt – nicht dass einer meint, ich würde suggerieren, dass man zwei Gänge zubereiten müsse.

Wenn Ihre Tochter nichts mehr von der zweiten Speise haben möchte, gehen Sie zum Nachtisch über. Versuchen Sie nicht, sie mit dem Nachtisch zu bestechen (»Wenn du das Fleisch aufisst, gebe ich dir ein Schokoladeneis«), noch zu erpressen (»Es gibt kein Eis, bevor du das Fleisch aufgegessen hast«), geschweige denn, sich über sie lustig zu machen (»Nun gut, hier ist der Nachtisch, aber wenn das Fräulein so viel Hunger hatte, hätte es ja mehr Fleisch essen können«) oder gar Schuldgefühle zu wecken (»Das ist doch klar, ich gebe mir bei der Zubereitung der Speisen die größte Mühe, aber die Dame mag lieber Joghurt«). Wenn sie auch keinen Nachtisch essen möchte, dann kann sie spielen.

Erinnern Sie sich daran, dass die Größe der industriell hergestellten Nachspeisen für Erwachsene vorgesehen ist. Wenn Sie einen Becher Joghurt essen, dann essen Sie einen Becher und nicht ein halbes Dutzend Becher leer. Sie dürfen nicht damit rechnen, dass Ihre 3-jährige Tochter ebenso viel isst. Möglicherweise isst sie tatsächlich den Becher Joghurt leer (aber dann wird sie bei dieser Mahlzeit sonst nichts essen). Wenn sie aber vorher schon etwas anderes gegessen hat, ist es sehr unwahrscheinlich, dass sie mehr als $1/4$ Becher Joghurt essen wird. Es ist unvernünftig zu erwarten, dass sie ihn ganz leer isst. Und erzählen Sie ihr nicht etwa solchen Unsinn wie: »Mir haben sie damals immer zwei gegeben«, denn das stimmt nicht.

Wenn Sie eine Banane, eine Orange oder einen Apfel essen, ist es genauso: Sie essen nur eine Frucht. Niemand nimmt sich ein Büschel Bananen und pflückt sich eine nach der anderen, als wären es Weintrauben. Es ist unvernünftig anzunehmen, Ihre Tochter würde eine ganze Banane oder einen ganzen Apfel essen, es sei denn, dies wäre die ganze Mahlzeit.

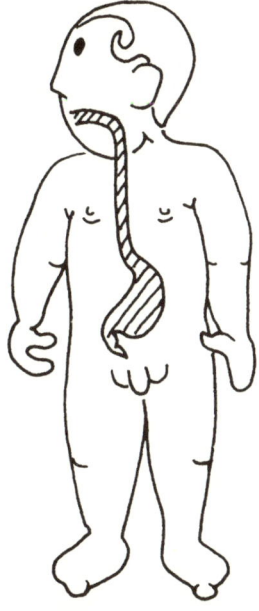

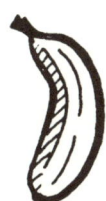

Ein Kind im Alter von 9 Monaten und eine Banane im gleichen Maßstab. Was meinen Sie, wo das Kind die Banane unterbringen soll?

Greifen Sie auch nicht zu der Strafmaßnahme: »Jetzt hebe ich dir diese Makkaroni auf, und ehe du sie nicht gegessen hast, ganz gleich, wie kalt und trocken sie dann sein mögen, wirst du nichts anderes essen.« Geben Sie ihr zum Abendessen das, was alle essen. (Natürlich ist es in vielen Familien üblich, die Reste des Mittagessens am Abend zu essen. Wenn das bei Ihnen so ist, dann tun Sie dies, aber nicht im Sinne einer Strafe, und erwecken Sie auch nicht den Eindruck, als sei es eine Strafe.)

Angenommen, Ihre Tochter isst nichts zum Frühstück, nichts zum Mittagessen, keine Zwischenmahlzeit, kein Abendbrot. Machen Sie sich Sorgen, was passieren könnte? Dann wiegen Sie sie.

Wenn sie kein Kilogramm abgenommen hat, machen Sie so weiter. Es ist eine gute Gelegenheit, über den Gang des Experiments nachzudenken. Sind Sie sicher, dass keine anderen Familienmitglieder versucht haben, Ihre Tochter zum Essen zu zwingen? Sind Sie sicher, dass Sie nicht die physische Gewalt durch indirekte Sticheleien und anderen psychologischen Druck ersetzt haben?

Trotzdem ist es sehr unwahrscheinlich, dass Ihre Tochter wirklich den ganzen Tag nichts isst. Mit an Sicherheit grenzender Wahrscheinlichkeit wird sie irgendetwas essen; und das wird mit ebensolcher Wahrscheinlichkeit dem ähneln, was sie vor dem Experiment zu essen pflegte. Wenn Sie sie also am nächsten Tag wiegen, wird sich am Gewicht nichts geändert haben.

Es ist auch möglich, dass Ihre Tochter vor Überraschung über die neue Freiheit nichts zu Mittag isst und nach ein paar Stunden Hunger bekommt. Sie können ihr zwischendurch etwas geben, vorausgesetzt es handelt sich um »gesunde Lebensmittel«; vom vorher zurückgewiesenen Mittagessen (wenn sie jetzt Appetit darauf hat, aber niemals als Strafe) bis zu jedem normalen Lebensmittel, das Sie gerade da haben: eine Banane, einen Becher Joghurt, ein belegtes Brot ... Achten Sie darauf, 2 Fehler zu vermeiden: erstens, normale Lebensmittel durch Naschereien zu ersetzen, zweitens, zu einer Sklavin der Küche zu werden. Es ist eine Sache, Ihre Tochter nicht zum Essen zu zwingen, aber eine ganz andere, nachdem Sie eine Stunde für die Zubereitung der Makkaroni eingesetzt haben, eine weitere Stunde in der Küche zu verbringen, weil Ihre Tochter lieber Spaghetti essen möchte. Wenn ein Familienmitglied, welches auch immer, die zubereiteten Speisen nicht mag, braucht es sie nicht zu essen, muss sich aber mit »schnellem Essen« zufrieden geben (zumindest, bis es gelernt hat, selber zu kochen). Jedes Privileg geht mit einer Verpflichtung einher, und wer das Privileg besitzt, das zu kochen, was er mag, muss auch die Proteste ertragen, wenn die anderen Familienmitglieder etwas anderes essen möchten. Um kein doppeltes Menü zubereiten zu müssen und Streitereien zu vermeiden, kommen wir Eltern

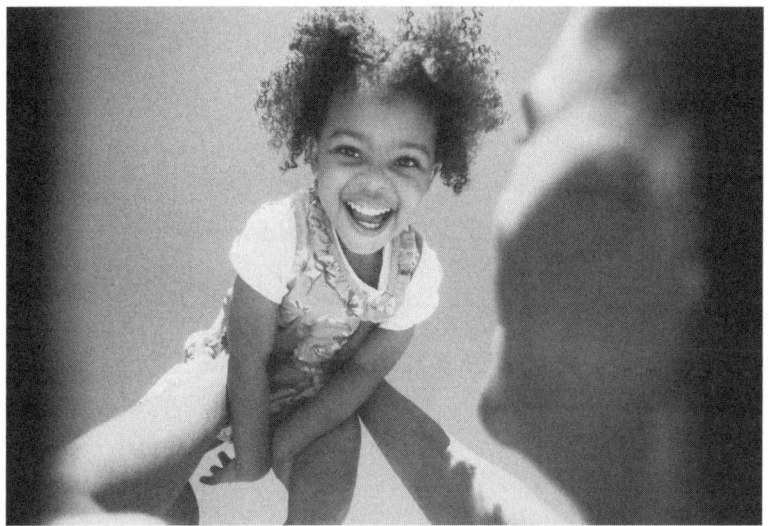

meist so weit, dass wir nur noch das kochen, was unsere Kinder gerne essen. So werden für Familien mit kleinen Kindern Nudeln, Reis und Pommes Frites zu Hauptnahrungsmitteln.

Jetzt machen Sie sich vielleicht Sorgen um die Erziehung und gute Manieren. Essen wirft man nicht weg, so lehrte man mich von klein auf, und es scheint mir vernünftig zu verlangen, dass Kinder das aufessen, was sie bestellt haben ... aber nicht das, was andere für sie bestellt haben. Außerdem können sich kleine Kinder irren und tatsächlich mehr bestellen, als sie essen; mit der Zeit wird ihre Einschätzung genauer. Unter Erwachsenen ist es auch üblich, das aufzuessen, was einem aufgefüllt wurde, selbst, wenn es uns nicht schmeckt. Wenn wir eingeladen sind, lässt sich keiner von uns etwas anmerken, und wir beherrschen uns (auch wenn viele Erwachsene im Restaurant keine Hemmungen haben, den fast vollen Teller zurückgehen zu lassen). Aber war das bei uns im Alter von 5 Jahren auch so? In einigen Familien verlangt man, dass die Kinder sitzen bleiben, bis die Eltern mit dem Essen fertig sind. Wenn Ihnen irgendeine dieser Umgangsformen wichtig erscheint, müssen Sie diese natürlich Ihrer Tochter beibringen

... aber nicht jetzt! Jetzt handelt es sich darum, ein schweres Problem zu lösen; später wird noch Zeit genug sein, mit Geduld und Liebe die guten Sitten zu lehren. Man kann nicht erwarten, dass sich ein 3-jähriges Kind benimmt wie ein Erwachsener.

Und was kann ich tun, um in der Zwischenzeit nicht das Essen wegzuwerfen, was übrigbleibt? – Dann legen Sie nicht so viel auf den Teller, das ist augenscheinlich. Ihr Kind wird nicht jeden Tag das Gleiche essen, klar; aber wenn Sie ihm eine angemessene Menge auflegen, werden nur ein paar Löffel voll übrig bleiben, und die können Sie selbst essen, wenn es Ihnen leid tut, sie wegzuwerfen. Wenn jedoch jeden Tag ein halber Teller voll übrig bleibt, dann legen Sie Ihrem Kind das Doppelte von dem auf, was es braucht. Dann sind Sie es, die das Essen wegwerfen, um sich dafür zu bestrafen, dass Sie Mengen serviert haben, von denen Sie wissen, dass Ihr Kind sie nicht essen wird.

Aber wird es wirklich funktionieren?

Die Geschichte von Adriana und ihrem Sohn Juan ist ein ausgezeichnetes Beispiel vom Ausmaß des Leidens, das sich in einer Familie abspielen kann, wenn man den Eltern sagt, sie sollen ihr Kind zum Essen zwingen und wie leicht man dies mit etwas gesundem Menschenverstand lösen kann.

Am Anfang waren es Schwierigkeiten beim Stillen ihres Sohnes; die gleichen Krankenschwestern, die sich trotz Adrianas Bitten weigerten, ihr das Kind sechs Stunden nach Entbindung zu bringen, sagten ihr dann: »Wenn er die Brust nicht nimmt, kann er nicht so lange ohne Nahrung bleiben« – und gaben ihm eine Flasche,

Die typische Geschichte: Flaschen, Gelbsucht, Gewichtsverlust, Risse in der Darmschleimhaut...

Um darüber hinwegzukommen, sagte ich mir, dass der Kinderarzt und die Krankenschwester sich über mich lustig machen, um weiter herumprobieren zu können.

Aber dieses Mal war es nicht so einfach. Juna trank nicht so viel aus der Flasche wie er »sollte«, er folgte nicht den Gewichtskurven, besuchte zahlreiche Kinderärzte, probierte alle Milchmarken (einschließlich anti-reflux und anti-allergische Sorten). Er kam ins Krankenhaus, bekam zwei Gastroendoskopien, Allergieteste... Es blieb ein unergründliches Rätsel – weitere Untersuchungen...

> *Und zum Schluss fanden sie eine Entschuldigung und eine Erkrankung – eine Darmzotte, die, wie es schien, seinen Magenausgang teilweise verschließen konnte (es war nicht ganz sicher, aber es war das Einzige, was sie fanden). Hallelujah, endlich sagten sie uns etwas!*
>
> *Es folgten Verstopfung und Zäpfchen, Darmspülung, Micralax*, sie beschleunigten bei ihm die Beikost, um zu sehen, ob sie ihm schmeckt, die Gläschenkost, Breie und eine endlose Menge an Essen, die für nichts und wieder nichts in den Müll geworfen wurde.*
>
> *Der Junge wuchs und nahm nur sehr langsam zu, übergab sich jeden Tag, wurde ausgeschimpft, bedroht, bestochen, man versuchte es mit Liedchen, mit auf-den-Balkon-gehen, mit Zuckerbrot und Peitsche, Spielzeug, Theater, Märchen, und und und...*

Im Alter von zwei Jahren und neun Monaten wog Juan 12 Kilos, erbrach sich und war »verhaltensauffällig«; er war beim Psychologen gewesen und man machte ihm weitere gastroenterologische Untersuchungen... So war es, als seine Mutter die erste Auflage dieses Buches las.

> *Unser Leben hat sich komplett geändert, jetzt isst er mehr als je zuvor. Anfangs war er etwas desorientiert, wie völlig überrascht, dass wir ihn nicht zwangen seinen Teller leer zu*

---

* Ein Medikament zur Auflockerung des Stuhlgangs

essen. Es schien als ob er glaube, wir seien verrückt geworden oder etwas in dieser Art. Er isst mehr, besser, ja bittet mich selbst unaufgefordert um Essen; die Veränderung war sofortig, am gleichen Tag, an dem der Zwang aufhörte. [...] Sein Verhalten hat sich deutlich gebessert, aber es bleibt noch viel zu tun, um alles wieder gut zu machen. Es ist gerade eine schwierige Phase, weil er auch ein bisschen eifersüchtig auf seine Schwester ist, aber ich nehme an, das ist normal. Aber eine Sache, die ihm, glaube ich, hilft, ist, dass ich ihm jeden Tag etwas Milch ausstreiche und ihm ein Becherchen meiner Milch (70 bis 90 ml) mit Kakao gebe. Und er sieht, dass ich sie für ihn ausstreiche und dass es die gleiche ist, die seine Schwester trinkt und ich glaube, dass das ihn tröstet. Ich habe auch bemerkt, dass, seit ich ihm meine Milch gebe, er sich kein einziges Mal erkältet hat, das nun schon seit mehr als einem Monat. [...]

Es erscheint mir empörend sowohl für meinen Sohn als auch für meine Familie, dass wir das alles durchmachen mussten, obwohl mein Sohn völlig gesund und normal ist.

Natürlich ist die Lektüre dieses Buches nicht immer so effektiv, und wenn nicht, fragen wir Aurora:

Ich habe eben das Buch zu Ende gelesen und meine Tochter hört auf zu essen. Sie ist aber weiterhin munter und zufrieden.

Ich schwöre, dass dies nicht die Schuld meines Buches ist. Was Aurora passiert, ist, dass sie es genau dann gelesen hat, als ihre Tochter zwölf Monate alt war – und wir haben ja schon erläutert, was für gewöhnlich in diesem Alter passiert.

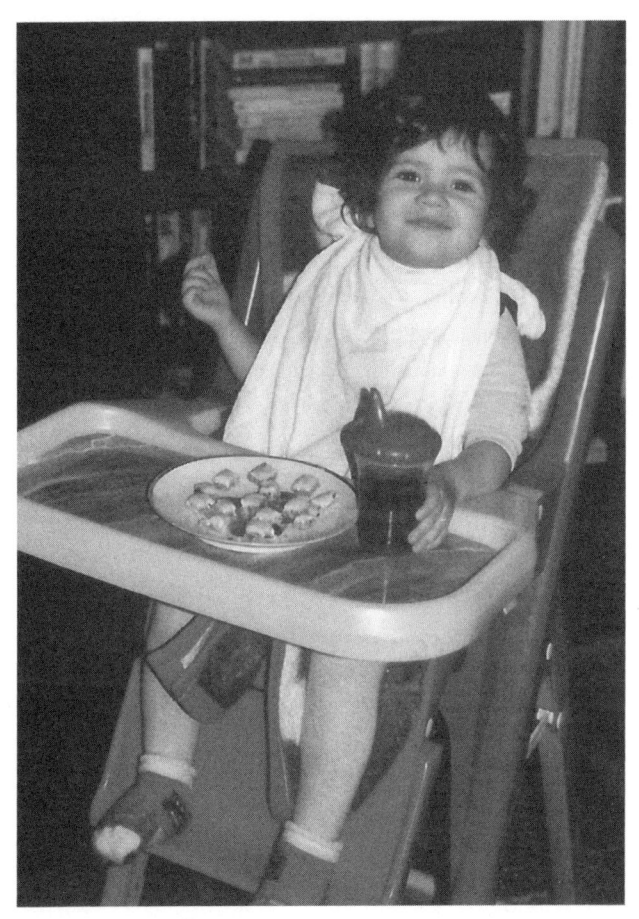

Dritter Teil

Wie das Problem
zu vermeiden ist

6. Stillen ohne Konflikte

Ein guter Rat

Wie bei fast allen Problemen ist es viel leichter, Konflikten rund ums Essen vorzubeugen, als sie zu lösen. Titel und Inhalt dieses Buches werden kaum die Aufmerksamkeit von Paaren auf sich ziehen, die ein Kind erwarten und auch nicht die von Eltern kleiner Kinder, die noch gerne essen. Die Mehrheit meiner Leser (oder sollte ich Leserinnen sagen?) werden verzweifelte Mütter sein, deren Kind schon seit Monaten »nicht isst«.

Aber ich gebe die Hoffnung nicht auf. Vielleicht sind Sie schwanger oder haben ein kleines Kind, und eine Freundin oder Schwägerin hat Ihnen dieses Buch geliehen oder empfohlen. Oder Sie erwarten vielleicht ein weiteres Kind und haben keine Lust, noch einmal dieselben Schwierigkeiten zu erleben.

Dieser Abschnitt enthält deshalb einige Ratschläge, wie man sein Kind ernähren kann, ohne dass Konflikte auftreten.

Mein Rat könnte nicht eindeutiger sein:

> **Zwingen Sie Ihr Kind nicht zum Essen.**
> **Zwingen Sie es nie, mit keiner Methode,**
> **unter keinen Umständen, aus keinem Grund.**

Dieser Rat umfasst 3 Zeilen, und Sie denken jetzt vielleicht, das sei wenig im Vergleich zu dem, was Sie für das Buch bezahlt haben. Darum werde ich noch einige Erläuterungen geben. Aber dies alles ist zusätzlich. Wenn Sie irgendwann bei meinen Abschweifungen den roten Faden verlieren und zum Ursprünglichen zurückfinden müssen, dann wenden Sie sich wieder diesem Rat zu.

Vertrauen Sie Ihrem Kind

Kehren wir zum Beginn zurück. Nach 9 Monaten des Wartens halten Sie endlich Ihr Kind in den Armen. Gut so! Auch wenn einige versuchen werden, Sie vom Gegenteil zu überzeugen, Ihrem Kind geht es in Ihren Armen am allerbesten.

Um von Anfang an Konflikten vorzubeugen, ist es das Wichtigste, Ihrem Kind zu vertrauen. Ihr Kind weiß, ob es Hunger hat, die Uhr nicht. Die meisten Babys trinken anfangs mit unterschiedlichen Zeitabständen 8- bis 12-mal pro Tag an der Brust. In den ersten Wochen, während sie das Stillen erlernen, saugen sie an jeder Brust 15 oder 20 Minuten lang, aber mit circa 2 oder 4 Monaten trinken sie meist schneller und brauchen daher nur noch 5 oder 7 Minuten oder sogar noch weniger. So ist es bei der Mehrheit, aber es gibt immer wieder Babys, die in der einen oder anderen Richtung alle Rekorde brechen. Wenn Sie Ihr Kind stillen, wann es danach verlangt, und ihm dabei die Zeit lassen, die es will, dann wird es immer die Milch haben, die es braucht.

Stillen nach Bedarf

In einem anderen Kapitel haben wir schon die Gründe hierfür erläutert. Sie werden sich daran erinnern, dass Babys beim Stillen schwerlich einen regelmäßigen Zeitplan einhalten, denn gerade die Veränderung des Abstands zwischen den Stillzeiten ermöglicht es ihnen, die Zusammensetzung der Milch zu variieren, um sie an ihre Bedürfnisse anzupassen.

Manche Leute behaupten, unsere Zivilisation habe Angst vor der Freiheit; und vielleicht liegt darin die Ursache, warum viele Leute nicht bereit sind, das Stillen nach Bedarf zu akzeptieren. Stattdessen versuchen sie, dem Grenzen zu setzen. Das Traurige daran ist, dass diese Grenzen oft so subtil sind, dass es scheint, als würden sie dasselbe sagen, aber es ist nicht dasselbe. Betrachten wir z. B. die folgenden typischen Irrtümer:

Erster Irrtum: »Stillen nach Bedarf heißt, frühestens nach 2 und spätestens nach 4 Stunden stillen.«

Das ist nicht Stillen nach Bedarf. Das ist ein flexibler Zeitplan, aber Stillen nach Bedarf ist das nicht. Warum sollten Sie nicht vor Ablauf der 2 Stunden stillen können? Ist es Ihnen noch nie passiert, dass Sie kurz nach dem Essen auf der Straße eine Freundin trafen und mit ihr in ein Lokal zum Kaffeetrinken gingen? Und würden Sie in einem solchen Fall zu Ihrer Freundin sagen: »Trink du nur Kaffee, wenn Du willst, ich werde mich dazusetzen; aber ich habe erst vor $1/2$ Stunde gegessen, und darum gibt es für mich erst wieder etwas um 5 Uhr.«?

Zweiter Irrtum: **»In den ersten Wochen empfiehlt es sich, nach Bedarf zu stillen, aber danach entwickelt Ihr Kind seinen eigenen Rhythmus.«**

Nicht alle Kinder entwickeln einen Rhythmus. Und unter denjenigen, die es tun, gibt es sehr wenige, die sozusagen dem gleichmäßigen Rhythmus der Marschmusik folgen, wie diese Aussage suggeriert (weder alle 2 Stunden, noch alle 3 Stunden noch alle 4 Stunden). Es ist viel wahrscheinlicher, dass der Rhythmus dem unregelmäßigeren des Cha-Cha-Cha entspricht: mehrere Stillmahlzeiten in kurzer Folge, dann einige weiter auseinander liegende und schließlich eine längere Pause ...[19, 25]

Wenn überhaupt, zeigt sich der Stillrhythmus von einem Tag zum anderen: Wenn Laura meistens vormittags mehrere kurz aufeinander folgende Stillmahlzeiten einnimmt und dann einen langen Mittagsschlaf macht, dann wird sie dies wahrscheinlich morgen genauso machen. Aber vielleicht gibt es morgen auch eine Überraschung – und das ist gerade das Schöne daran, Kinder zu haben: Es sind Menschen, keine Roboter.

Dritter Irrtum: **»Versuchen Sie, die Pausen zwischen den Stillmahlzeiten nach und nach zu verlängern.«**

Auch das ist kein Stillen nach Bedarf. Wieso sind Leute nur so darauf versessen, die Zeit zwischen den Stillmahlzeiten zu verlängern? Ihr Kind will trinken, Sie wollen es stillen, da sollte sich keiner einmischen und Kontrolle ausüben. Muss die Zeit zwischen den Küssen auch verlängert werden? Würde es Ihnen gefallen, wenn man die Zeit von Sonntag bis Sonntag für Sie verlängerte? Oder die Zeit zwischen den Zahltagen? Oder die Zeit zwischen den Ferien? Arbeitgeber wären vielleicht sehr froh über eine 10-Tage-Woche, würden liebend gerne nur alle 43 Tage das Monatsgehalt auszahlen und die Ferien auf 1 Monat in 1 $^1/_2$ Jahren beschränken; aber sie kämen nicht einmal auf die Idee, dies vorzuschlagen. Nun gut, Ihr Kind würde ebenso entrüstet reagieren, wenn es sprechen könnte und davon erführe, dass man die Zeit zwischen den Stillmahlzeiten verlängern wollte. (Weitere Informationen über die Nachteile einer verlängerten Pause zwischen den Stillmahlzeiten erhalten Sie später unter der Überschrift »Ist es schlecht, außerhalb der Mahlzeiten zu essen?«.)

Die Dreimonatskrise

Mit etwa 2 oder 3 Monaten haben Babys, wie gesagt, genug Übung, um in 5 oder 7 Minuten eine Brust zu leeren; manche schaffen das sogar in nur 3 Minuten. Wenn keiner die Mutter darauf hingewiesen hat, dass dies geschehen würde, dann wird sie glauben, ihr Kind habe nicht genug Nahrung bekommen, so wie Encarna:

> »Ich habe eine 4 Monate alte Tochter. Mein Problem ist, dass ich nicht weiß, ob sie genug Nahrung zu sich nimmt, denn sie trinkt an jeder Brust nur 3 bis 4 Minuten lang, und ich habe Angst, dass es daran liegen könnte, dass sie nicht genug Milch bekommt. Als sie 2 Monate alt war, trank sie etwa 10 Minuten an der einen und noch 5 Minuten an der anderen Brust und nahm sehr schnell zu; jetzt scheint sie jedoch in ihrer Wachstumskurve etwas zurückzufallen.
> Ich merke, dass meine Brüste nicht mehr so voll sind wie früher, damals tropften sie sogar.
> Was mich irritiert, ist, dass sie in den ersten Minuten schnell und viel schluckt, dann aber die Brust immer wieder nimmt und wieder loslässt und nicht mehr ruhig trinkt. Ich muss die

Brüste abwechselnd geben und verschiedene Stellungen ausprobieren, um zu erreichen, dass sie insgesamt 10 Minuten lang trinkt. Ich frage mich, ob das daran liegt, dass sie mehr Nahrung haben möchte.

Ein anderer Punkt ist, dass die Zeitspanne zwischen den Stillzeiten jetzt kürzer zu werden scheint, besonders nachts, wo sie früher 5 oder 6 Stunden am Stück schlief, jetzt aber nach 3 oder höchstens 4 Stunden aufwacht.

Ihr Kinderarzt sagte mir, ich könne jetzt mit künstlicher Milch und Fläschchen anfangen, aber ich habe es ausprobiert, und sie lehnt sie ab, auch wenn ein anderer sie zu füttern versucht.«

Diese Mutter erläutert uns auf vollkommene Weise alle Aspekte der »Dreimonatskrise«:

1. Das Baby, das vorher 10 oder mehr Minuten gestillt wurde, hört nach 5 oder weniger Minuten auf zu trinken.
2. Die Brust, die vorher deutlich angeschwollen war, ist nun weich.
3. Die Milch, die vorher tropfte, tropft nicht mehr.
4. Die Gewichtszunahme wird immer langsamer.

All dies ist völlig normal. Die Prallheit der Brust in den ersten Wochen hat wenig mit der Milchmenge zu tun, sie ist vielmehr die Folge einer vorübergehenden Schwellung der Brustdrüsen, wenn die Milchproduktion in Gang kommt. Die Schwellung und das Tropfen sind »Anfangsschwierigkeiten«, die vergehen, sobald sich die Milchproduktion angenehm eingependelt hat.

Die Gewichtszunahme wird natürlich immer langsamer. Babys nehmen jeden Monat etwas weniger zu als im Vormonat. Darum sind Gewichtskurven eben Kurven, sonst wären es Geraden. Zwischen dem 1. und dem 2. Lebensmonat nehmen gestillte Mädchen nach den Tabellen der WHO zwischen 500 g und 1.500 g, durchschnittlich um die 1.000 g zu (den 1. Monat übergehen wir, da wegen des anfänglichen Gewichtsverlustes und der anschließenden Erholungsphase die Zahlen zu stark variieren). Würden sie weiterhin gleichmäßig zunehmen, wären das im 1. Lebensjahr zwischen 6 kg und über 18 kg, durchschnittlich etwas über 12 kg. In Wirklichkeit nehmen die Mädchen im ersten Lebensjahr zwischen 4,5 kg und 7 kg, durchschnittlich 6 kg zu. Das heißt, dass sogar das Mädchen, das im 2. Lebensmonat 500 g zunahm (was vielen extrem wenig zu sein scheint, aber in Wahrheit normal ist), irgendwann noch langsamer zunehmen wird. Ich betone noch einmal, dass es sich bei allen oben genannten Gewichtszahlen um gerundete und ungefähre Angaben handelt. Bei den Jungen liegen die Zahlen im Allgemeinen etwas höher als bei den Mädchen.

Natürlich wollte die Tochter von Encarna keine Fläschchennahrung haben: Sie hatte keinen Hunger. Leider zeigen nicht alle Babys so viel Selbstachtung. Manchmal, besonders wenn man beharrlich bleibt, nehmen sie die Flaschennahrung an, obwohl sie keinen Hunger haben. Probieren Sie das bitte nicht aus!

Hätte jemand Encarna vorher erklärt, was geschehen würde, dann wären ihr alle Sorgen erspart geblieben. So aber traf sie die Veränderung unvorbereitet.

Trotzdem hätte sie sich keine Sorgen gemacht, wenn sie nur genug Selbstsicherheit und Vertrauen in ihre Fähigkeit zu stillen gehabt hätte. Denn die vernünftigste und einleuchtendste Erklärung für diese Veränderungen wäre gewesen: »Ich habe so viel Milch, dass meine Tochter in 3 Minuten genug bekommt.« Doch in unserer Gesellschaft gibt es so viel Angst, beim Stillen zu versagen, dass die Mutter bei jedem Ereignis denkt (oder zu hören bekommt), sie habe nicht genug Muttermilch.

Diese Mutter entlarvt noch einen modernen Mythos: Er besagt, dass Kinder im Lauf der Zeit »lernen«, länger zu schlafen. In Wirklichkeit verlängern sich aber die Zeiten, in denen Kinder wach sind. Es stimmt, dass Kinder irgendwann mehr Stunden am Stück schlafen: Mit ungefähr 3 oder 4 Jahren schlafen sie wahrscheinlich die ganze Nacht durch. Aber schwerlich mit 4 Monaten. Von der Geburt bis zum Alter von 4 Monaten ist die Veränderung im Schlafverhalten, die Sie am wahrscheinlichsten bei Ihrem Kind beobachten, dass es immer weniger schläft. Die meisten Kinder werden während ihrer ersten Lebensjahre jede Nacht mehrmals gestillt (was viel bequemer ist, als ihnen die Flasche zu geben, besonders, wenn das Kind bei den Eltern im Bett schläft).

Diese Mutter hat schon angefangen, ihr Kind zum Essen zu zwingen. Von nun an geht es nur noch bergab. Man kann unschwer voraussehen, dass die Einführung der Beikost einen Kampf mit sich bringt, es sei denn, Mama entscheidet sich für eine radikale Umkehr.

Was kann ich tun, um die Milchmenge zu erhöhen?

Wozu um alles in der Welt wollen Sie denn mehr Milch haben? Wollen Sie ein Milchgeschäft eröffnen?

Die Sorge der Mütter, ob sie genug Milch haben, ist sehr alt: Schon vor Jahrhunderten, als noch alle Babys gestillt wurden, gab es Kräuterfrauen und Heilige, die sich darauf »spezialisiert« hatten, für gute Muttermilch zu sorgen, man kannte Kräuter und Zaubertränke, die in dem Ruf standen, zuverlässig zu wirken.

Vielleicht entstand diese Angst aus Unwissenheit. Die Leute glaubten, die Milchmenge hinge von der Mutter ab, meinten, es gäbe Mütter mit viel und solche mit wenig Milch, Mütter mit guter und solche mit schlechter Milch.

In unserer schnelllebigen Welt spricht man sehr schnell von »schlechter Milch«, aber heute wissen wir, dass die Mütter nichts dafür können. Nicht die Mutter, sondern das Kind bestimmt die Milchmenge. Es gibt Kinder, die viel trinken, und Kinder, die wenig trinken – und die Milchmenge wird immer genau der Trinkmenge des Kindes entsprechen.

Genau? Ja, genau! Die Milchproduktion richtet sich in jeder Minute exakt nach der Menge, die das Kind bei der letzten Stillmahlzeit zu sich nahm. Wenn das Kind viel Hunger hatte und die Brust vollständig leerte, wird die Milch mit großer Geschwindigkeit hergestellt. Wenn im Gegensatz dazu das kleine Wesen keinen Appetit hatte und die Brust nur zur Hälfte leerte, wird die Milchproduktion verlangsamt. Dies hat man nachgewiesen, indem man die Volumenvergrößerung der Mutterbrust zwischen den Stillmahlzeiten durch sorgfältige Messungen überprüfte.[26]

Wenn eine Mutter wenig Milch hat, d. h. weniger als ihr Kind benötigt, ist mit Sicherheit eine der folgenden Situationen gegeben:

1. Das Baby **trinkt nicht genug** (z. B., weil es krank ist, man ihm den Magen mit Wasser, Säften oder Tee füllte oder ihm Flaschen mit Babynahrung gab).

2. Das Baby **trinkt nicht richtig** (es hält z. B. die Zunge nicht richtig, weil es sich an den Schnuller oder die Flasche gewöhnt hat).

3. Das Baby wird **nicht nach Bedarf gestillt**, weil man versucht, sich an einen Stundenplan zu halten, oder es mit einem Schnuller ablenkt, wenn es die Brust will.

Wenn keine dieser drei Situationen gegeben ist (und nicht irgendeine seltene Erkrankung vorliegt, die nur einen von mehreren Tausend betrifft), wird jede Mutter immer genau die Milchmenge haben, die ihr Kind benötigt.

Deshalb muss vor der Frage »Was tue ich, um die Milchmenge zu erhöhen?« zuerst geklärt werden, ob es wirklich ein Problem gibt (wenn das Kind abnimmt oder sehr langsam zunimmt). Dann handelt es sich um einen der o. g. 3 Fälle oder eine Mischung der drei, und es ist erforderlich, Gegenmaßnahmen zu ergreifen. Wenn der Säugling krank ist, muss man herausfinden, welche Krankheit er hat, und für Behandlung sorgen. Wenn er zu schwach zum Saugen ist, muss die Milch abgepumpt und auf andere Weise gegeben werden. Wenn man ihm Wasser oder den Schnuller gab, muss man damit aufhören. Wenn man ihn mit der

Flasche fütterte, muss man auch damit aufhören (sofort, wenn es geringe Mengen waren, bei großen Mengen allmählich innerhalb einiger Tage). Wenn er falsche Trinkgewohnheiten entwickelt hat, wählt man eine gute Stillposition, damit er wieder lernt, richtig zu trinken. Dabei wird sich die Unterstützung einer Gruppe von Müttern, etwa einer Stillgruppe der La Leche Liga, als sehr nützlich erweisen.

Aber es gibt zahlreiche Fälle, in denen eine Mutter aus irgendwelchen Gründen glaubt, sie habe keine (oder nicht genug) Milch, und sie irrt sich.

Einige falsche »Symptome« fehlender Milch können sein:
- Das Kind weint.
- Das Kind weint nicht.
- Das Baby möchte nach weniger als drei Stunden gestillt werden.
- Das Baby möchte nach mehr als drei Stunden gestillt werden.
- Das Baby saugt länger als 10 Minuten.
- Das Baby saugt 5 Minuten lang und will nichts mehr.
- Das Baby trinkt nachts.
- Das Baby trinkt nachts nicht.
- Meine Mutter hatte auch keine Milch.
- Meine Mutter hatte zu viel Milch.
- Die Brüste sind sehr voll.
- Die Brüste sind sehr leer.
- Ich habe zu kleine Brüste.
- Ich habe zu große Brüste.
- Ich habe keine Brustwarze.
- Ich habe 3 Brustwarzen. (Sie lachen? Viele Mütter sagen allen Ernstes, sie hätten »keine Brustwarze«, aber ich versichere Ihnen, es kommt viel eher vor, dass eine Frau 3 Brustwarzen hat als keine.)

Aus Sorge wegen eines dieser Symptome entscheidet sich die Mutter, etwas zu unternehmen, um mehr Milch zu haben. Wenn sie sich entscheidet, etwas Nutzloses, aber Unschädliches zu tun, etwa Mandeln essen oder ein Kerzchen für den Heiligen Antonius anzünden, wird wahrscheinlich nichts Schlimmes geschehen, und es kann sogar sein, dass der Glaube der Mutter dazu verhilft zu denken, ihre Milch habe zugenommen, und dann ist alles bestens.

Aber manchmal probiert die Mutter etwas, was tatsächlich funktioniert oder funktionieren kann. Und dann kann der Rat von Leuten, die etwas über die mütterliche Milchbildung wissen, noch schädlicher sein als der von Leuten, die nichts davon verstehen.

Die Geschichte von Elena zeigt uns die abgrundtiefen Ängste, die in den ersten Monaten entstehen können, wenn zu den leidigen 10 Minuten das verflixte Gewicht und einige scheinbar vernünftige Ratschläge kommen, die aber völlig unangebracht waren, weil es gar kein Problem zu lösen gab:

Mein Sohn wog im Alter von 3 Monaten und zehn Tagen nur 5.640 g; sein Geburtsgewicht betrug 3.120 g, und in den ersten 3 Tagen nahm er bis auf 2.760 g ab. Das Hauptproblem ist, dass er nie gestillt werden will. Anfangs gab ich ihm alle 3 Stunden die Brust, aber er trank immer nur sehr wenig. Dann empfahl der Kinderarzt, ihn alle 2 Stunden zu stillen, und da sich die Situation nicht änderte, riet man mir, ihn praktisch ständig zu stillen. Die Lage hat sich keineswegs gebessert und ist außer Kontrolle geraten; nur nachts trinkt er gut und ruhig, tagsüber saugt er nur im Halbschlaf. Ich habe alles getan, was man mir sagte: Ich habe vor dem Stillen Milch abgepumpt, damit er kalorienreichere Milch bekommt, mich frei von Kuhmilch und Milchprodukten ernährt und tausend andere Sachen gemacht. Es ist zum Verrücktwerden, aber bisher hat alles nichts genützt. Wir haben versucht, ihn mit der Flasche zu füttern, aber auch das will er nicht. Der Kinderarzt sagt, er ist gesund (man hat schon eine Urinuntersuchung vorgenommen), und alles ist normal, aber diese Situation ist wirklich schwierig für mich. Ich lebe in der ständigen Sorge, ob er wohl bei der nächsten Mahlzeit trinken wird oder nicht, und ich warte immer auf den Augenblick, wo er einschläft, um ihm die Brustwarze in den Mund zu schieben und mein Glück zu versuchen, ob er etwas hinunterschluckt. Ich kann überhaupt nichts mehr machen, kaum noch das Haus verlassen, weil es sein könnte, dass er plötzlich doch Lust zum Stillen hat. Außerdem mache ich mir Sorgen, weil sein Gewicht unter dem Durchschnitt liegt.

Das Gewicht dieses Kindes liegt auf der 7. Perzentile; das bedeutet, dass 7 von 100 gesunden Kindern seines Alters weniger wiegen als er, 35.000 der 500.000 jedes Jahr in Spanien geborenen Kinder. Was sollen die Mütter dieser 35.000 anderen Babys sagen? Das ist ein völlig normales Gewicht.

Aber das Problem war nicht sein Gewicht, sondern »dass er immer nur sehr wenig trank«. Das heißt (weil man bei der Brust nicht weiß, wie viel getrunken wird), dass er sehr schnell trank. Wie viel Leid hätte man vermeiden können, wenn man dieser Mutter schon während der Schwangerschaft erklärt hätte, dass einige Babys schnell und andere langsam trinken! Es gibt überhaupt keinen Grund, dabei auf die Uhr zu sehen. Wie viel Leid wäre erspart geblieben, wenn jemand dieser Mutter von Anfang an gesagt hätte: »Ihr Sohn trinkt nicht wenig, sondern er ist so schlau, dass er im Nu gelernt hat, schnell zu trinken!« Stattdessen sagte man ihr, es gäbe wirklich ein Problem, dass er wenig trinke ... und gab ihr Ratschläge, wie sie ihn dazu bringen sollte, mehr zu trinken. Diese Ratschläge waren natürlich von vorneherein zum Scheitern verurteilt, denn das Baby brauchte gar nicht mehr Nahrung und war infolgedessen auch nicht in der Lage, mehr aufzunehmen.

Innerhalb von nur 4 Monaten hatte sich die Situation so verschlimmert, dass das Baby nur noch im Schlaf gestillt werden konnte. Ein Psychologe könnte von einer Nahrungsverweigerung sprechen, die ein Stillen im Wachzustand unmöglich macht. Vielleicht würde er gar von einer »guten und einer schlechten Brust« reden. Aber es ist überflüssig, in psychologische Tiefen vorzudringen, um zu begreifen, dass ein Baby im Wachzustand nicht gestillt werden kann, wenn es im Schlaf gestillt wurde. Es nahm ja dabei alle Nahrung auf, die es brauchte (und dies ist offensichtlich, denn es nimmt normal zu). Sonst würde es schließlich doppelt so viel essen, wie es braucht. Es würde platzen. Dieses Kind wird wach nichts trinken können, solange seine Mutter nicht aufhört, ihm im Schlaf die Brust zu geben. Und es ist erst 4 Monate alt, noch stehen ihm die stets konfliktträchtigen Breimahlzeiten und der Appetitverlust im Alter von etwa einem Jahr bevor... Wenn es nicht gelingt, einen radikalen Kurswechsel vorzunehmen, dann kann diese Familie daran verzweifeln.

Wie sieht der Junge diese Lage? Natürlich versteht er nichts. Er weiß nichts von den 10 Minuten, nichts von der 7. Gewichtsperzentile. In aller Ruhe trank er, so viel er wollte, und auf einmal fingen seltsame Ereignisse an. Man weckte ihn, um ihm häufiger die Brust zu geben ... und er gab sich guten Willens die größte Mühe, sich anzupassen, natürlich durch Verkürzen der Stillzeit. Irgendwer hatte die wässrige Milch, die normalerweise am Anfang des Stillens fließt, weggenommen, so dass vom ersten Schluck an fettigere und kalorienreichere Milch kam. Logischerweise war er nun noch schneller satt. Natürlich wollte er die Fläschchen nicht probieren (»Ich habe an diesem Morgen doch schon 8-mal die Brust bekommen!«). Er reagierte jedes Mal folgerichtig, ohne sich erklären zu können, weshalb seine Mutter und ihre Ratgeber sich immer mehr beunruhigten. Seit einigen Wochen hat er seltsame »Albträume«: Er träumt, eine Brustwarze schiebt sich in seinen Mund, und sein Magen füllt sich mit Milch. Und seltsamerweise scheint dieser Traum ungewöhnlich real; er wacht sogar mit Völlegefühl und übersatt auf, so dass er am Tag keinerlei Stillbedürfnis empfindet.

Seine Mutter scheint sich jeden Tag mehr Sorgen zu machen; er sieht sie oft weinen, und er hat Angst. Wenn er sprechen könnte, würde er zweifellos das Gleiche sagen wie seine Mutter: »Man macht mich verrückt.« Und wenn er verstehen könnte, was vor sich geht, würde er bestimmt versuchen, langsamer zu trinken, damit so alle beruhigt sind. Er würde die obligatorischen 10 Minuten einhalten (wobei er natürlich die gleiche Nahrungsmenge aufnehmen würde; schließlich ist das kein Grund, sich den Magen zu überladen). Aber er versteht nicht, was geschieht, und ist darum zu dieser Geste guten Willens nicht in der Lage. Nur seine Mutter kann den Kurswechsel vornehmen; wenn sie es nicht tut, wird das Problem Monate oder Jahre andauern.

Warum Ihr Kind keine Flaschen möchte?

Wir haben eine viereinhalb Monate alte Tochter. Sie wiegt 5.950 g und wurde bisher voll gestillt. Aber wir glauben, dass wir ihr noch etwas zusätzlich geben müssen. Das Problem ist, dass sie die Flasche ablehnt [...] Wir haben versucht, ihr das Fläschen vor dem Stillen zu geben, wir haben es nach dem Stillen versucht, aber in allen Fällen lehnt sie die Flasche ab.

Ich habe nie verstanden, warum diese Eltern glaubten, dass sie ihrer Tochter etwas zusätzlich geben müssten. Es springt ins Auge, dass es auch die Kleine nicht versteht. Aber was muss ein Kind noch alles tun, damit seine Eltern verstehen, dass es keine Fläschchen braucht noch will?

Die kleinen Kinder, vor allem in den ersten zwei Monaten, sind so naiv, dass sie sich manchmal täuschen lassen und ein Fläschchen nehmen, obwohl sie keinen Hunger haben. Aber die Älteren widersetzen sich für gewöhnlich mit Händen und Füßen – zu Recht!

Warum Ihr Kind keine anderen Nahrungsmittel will

Im Allgemeinen nehmen Flaschenkinder leichter Breimahlzeiten an als gestillte Kinder. Das liegt wahrscheinlich daran, dass die Muttermilch im Gegensatz zur Flaschennahrung alle Nährstoffe und Vitamine enthält, die das Baby braucht. (Das überrascht Sie? Alle paar Jahre überhäufen uns die Hersteller von Babynahrung mit Berichten über einen neuen Nährstoff, den sie gerade ihren Produkten hinzugefügt haben, um sie »der Muttermilch ähnlicher zu machen«. Innerhalb weniger Jahre erlebten wir das Auftauchen von Taurin, Nukleotiden und langkettigen, mehrfach ungesättigten Fettsäuren, Selen ... Die Milch, mit der unsere Mütter uns damals fütterten, enthielt nichts dergleichen. Da man weiter forscht, ist damit zu rechnen, dass in den nächsten Jahren weitere Stoffe hinzukommen werden. Die Muttermilch, die Sie daheim Tag für Tag herstellen können, enthält heute schon alle Nährstoffe, die Flaschenmilch in 10, 50 oder 500 Jahren enthalten wird ...)

Nach unserem aktuellen Kenntnisstand ist es am ratsamsten, im Alter von etwa sechs Monaten andere Nahrungsmittel anzubieten. Einige Kinder essen sie dann zufrieden und, sicherlich gibt es auch welche, die sie tatsächlich brauchen. Aber wir sagen »anbieten«, nicht »geben«; das Kind ist frei zu essen oder nicht.

Viele Brustkinder wollen bis zum Alter von 8 oder 10 Monaten oder sogar noch länger keine anderen Lebensmittel probieren. Sie sind völlig gesund und glücklich, ihr Gewicht und ihre Größe sind normal, ihre psychomotorische Entwicklung ausgezeichnet ... sie bekommen durch die Brust genug und wollen darum nichts anderes essen.

Das bereitet den stillenden Müttern mit Kindern im Alter von 6 bis 12 Monaten nicht wenig Kopfzerbrechen. Ihre Kinder »picken« an diesem und jenem herum (hier ein Häppchen Banane, dort einen Brotkrümel, später eine Nudel), ansonsten ernähren sie sich von Muttermilch. Man bekommt immer wieder freundliche

Kommentare zu hören: »Deine Laura isst immer noch nichts? Na, du solltest mal meine Jessika sehen, wie ihr die 12-Korn-Milch schmeckt.«

Wer zuletzt lacht, lacht am besten. Die Brustkinder akzeptieren zwar später andere Lebensmittel, aber wenn es dann soweit ist, lehnen sie normalerweise industriell gefertigte Babynahrung und Breie ab, um sich gleich auf das Essen der Mutter zu stürzen. Ein gestilltes Kind isst normalerweise zu Beginn seines 2. Lebensjahres durchaus Linsen mit Würstchen, Rührei mit Bratkartoffeln und Schinkenbrote; dazu verwendet es den Löffel, beißt ab oder steckt sich mit seinen Händchen das Essen selbst in den Mund.

Andere, wie das Kind von Julia, machen es umgekehrt; sie akzeptieren eine Zeit lang die Breinahrung, aber dann scheinen sie ihre Meinung zu ändern:

> *Was soll man machen, wenn ein Junge von 15 Monaten, der seit seinem 6. Lebensmonat ganz normal gegessen hat, plötzlich nicht mehr essen will, weil er immer nur an der Brust nuckeln will. Seit seinem 10. Lebensmonat nahm er die Brust nur noch zum Einschlafen, aber mit einem Jahr fing er an, Speisen abzulehnen und all sein Interesse auf die Brust zu konzentrieren.*

Was ist zu tun? Nun, gar nichts. Wenn man ihn in Ruhe lässt, wird er mit Sicherheit nach einigen Wochen oder Monaten wieder anfangen, andere Dinge zu essen. Wenn man versucht, ihn zu zwingen, andere Dinge zu essen, oder probiert, ihm die Brust zu verweigern, wird er sicher auch anfangen, andere Dinge zu essen (dachten Sie etwa, als 20-Jähriger würde er immer noch voll gestillt werden wollen?), aber wahrscheinlich wird dies etwas später geschehen und ihm mehr Verdruss bereiten.

7. Flaschenfütterung ohne Konflikte

Auch die Flasche gibt man nach Bedarf

Zu der Zeit, als sich langsam die Vorstellung durchzusetzen begann, man könne die Brust nach Bedarf geben, meinten viele Leute zustimmend: »Ja, Stillen nach Bedarf ist in Ordnung, weil die Muttermilch leicht verdaulich ist und der Magen schnell wieder leer wird. Aber die Flasche muss man pünktlich zur festgelegten Zeit geben, um Verdauungsstörungen zu vermeiden, denn Flaschennahrung ist schwerer zu verdauen.«

Die Sache ist nur, dass keiner weiß, was für Verdauungsstörungen das sein könnten, und die gültigen Empfehlungen der ESPGHAN (1982) besagen, dass die Flasche wie die Brust nach Bedarf gegeben werden sollen, sowohl von der Zeit als auch von der Menge her.[18]

Wie viele Mütter sahen sich gezwungen, das Stillen aufzugeben, weil ihr Kind »nicht genug an Gewicht zunahm«, nur um festzustellen, dass ihr Kind die Flasche nicht leert und noch weniger zunimmt!

Wenn Ihr Baby die 120 ml im Handumdrehen austrinkt, geben Sie ihm 150 ml; wenn es aber immer 30 ml übrig lässt, bereiten Sie ihm die Flasche mit 90 ml zu, denn die Flaschennahrung bekommen Sie ja nicht geschenkt. Wenn es nach weniger als 3 Stunden danach verlangt, geben Sie ihm ruhig noch ein wenig. Und wenn es an einem Tag 5 Stunden schläft, dann nutzen Sie diese Zeit, um sich auch auszuruhen, denn das kommt nicht jeden Tag vor.

Warum ein Kind seine Flasche nicht leer trinkt

Wir haben ein Baby im Alter von 2 Monaten; sein Geburtsgewicht betrug 2.950 g und jetzt wiegt es 5.840 g. In den letzten beiden Wochen hat es kaum zugenommen (100 und 80 g). Darüber würde ich mir nicht so viele Sorgen machen, wenn nicht dazukäme, dass es seine Flasche nicht leer trinkt. Es bekommt immer noch 120 ml (wenn es die Flasche ganz leert).

(Die Klage von Rosa verdient eine nähere Erläuterung in Klammern. Sie sagt, wenn ihr Kind die Flasche leer tränke, machte sie sich wegen des Gewichtes keine Sorgen. Ich habe Hunderte von Malen ähnliche Äußerungen gehört, wenn ich Müttern erklärte, dass das Gewicht ihres Kindes normal ist:»Ja, ich will keineswegs, dass er dick wird, aber ich will, dass er isst ...« Doch wie kann er mehr essen, ohne mehr zuzunehmen? Wenn er nicht gerade einen Bandwurm hat ...)

Kinder trinken ihre Flasche normalerweise nicht leer. Die Milchmengen, die auf der Verpackung für sein Alter angegeben werden, sind ebenso übertrieben wie die Empfehlungen Ihres Kinderarztes. Notwendigerweise übertrieben. Nicht alle Kinder brauchen die gleiche Milchmenge. Wenn die Experten zu der Schlussfolgerung kamen, dass Babys eines bestimmten Alters zwischen 120 und 160 ml Milch brauchen, wird man auf der Verpackung nicht 120 ml schreiben, weil dies für fast alle zu wenig wäre. Man wird auch nicht den Durchschnitt, d. h. 140 ml, angeben, weil das für die Hälfte der Babys zu wenig wäre. Wenn ein Baby Hunger leidet, ist das natürlich gefährlicher als wenn etwas Milch im Fläschchen bleibt; also muss man als Mindestmenge 160 ml angeben. Doch die Berechnungen der Experten basieren auf Normalfällen mit ganz normalen Kindern. Und wenn nun einige Kinder doch mehr brauchen oder sich in die Berechnungen ein Feh-

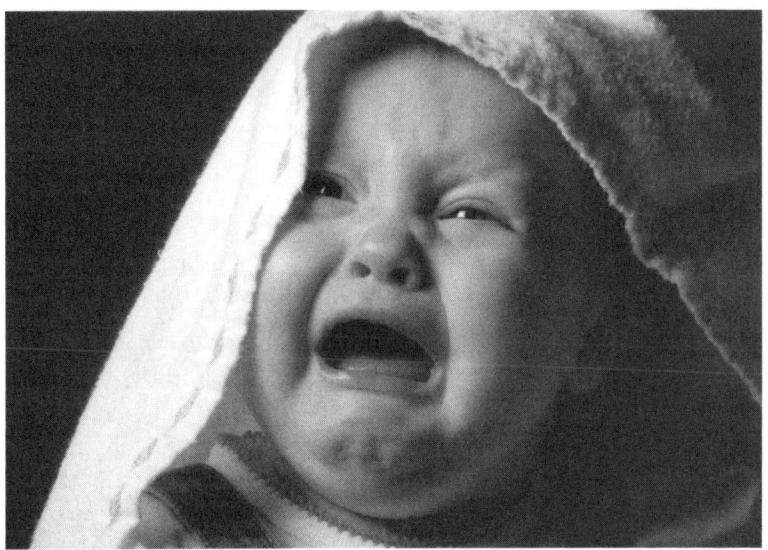

ler eingeschlichen hat? Wir werden vorsichtshalber 165 ml schreiben. Aber die Milch wird mit einem Maß von 30 ml Wasser zubereitet, und dann kommen die Mütter womöglich durcheinander, wenn sie nur die Hälfte davon nehmen sollen, darum wird man auf 180 ml aufrunden müssen ... Das Ergebnis: Kein Baby bleibt hungrig, aber viele lassen einen Rest in den Flaschen. Wenn niemand die Mutter darauf hingewiesen hat, dass das kleine Wesen etwas übrig lassen kann und dass das normal ist, kann es passieren, dass sie versucht, die 180 ml mit Gewalt in das Baby hineinzubekommen, obwohl ihr Kind zu denen gehört, die eigentlich nur 120 ml brauchen würden. Und schon beginnt der Kampf.

Viele unter uns Kinderärzten sind der Überzeugung, dass einer der großen Vorteile des Stillens darin besteht, dass man nicht sehen kann, wie viel übrig bleibt. Die Ärzte witzeln schon seit langem, man müsse den Müttern undurchsichtige Aluminiumflaschen geben, damit sie nicht sehen, wann sie leer sind.

8. Beikost – eine heikle Angelegenheit

Um Flasche oder Brust kann es zwischen Mutter und Kind furchtbare Kämpfe geben; aber zum Glück sind diese nicht sehr häufig. Die Einführung der Beikost birgt neue Gefahren, und man muss sehr behutsam vorgehen. Übrigens ist mit »Beikost« hier nicht ausschließlich Brei gemeint, der mit Löffeln gefüttert wird. Wie weiter oben erwähnt (siehe »Empfehlungen der ESPGHAN«), verwende ich dieses Wort allgemein für alles, was zusätzlich zu Muttermilch oder Flaschennahrung gegeben wird, sei es so flüssig wie Kamillentee oder so fest wie ein Keks.

In Bezug auf die Ernährung ihrer Kinder sehen sich viele Mütter von einer solchen Menge Regeln bombardiert, die alles und jedes bis in die kleinste Einzelheit festlegen, dass sie schließlich gar nicht mehr wissen, wo ihnen der Kopf steht. Zu dem Empfehlungen des Kinderarztes und der Krankenschwester, die manchmal viel detaillierter sind als die gewagtesten Expertenempfehlungen, kommen die Ratschläge der Familienangehörigen, der Freunde sowie die seltsamsten populären oder unpopulären Glaubenssätze, angefangen bei »zu scharfen« Lebensmitteln bis zu denen, die »unverträglich« sind.

Da eine Mutter nicht alle Regeln gleichzeitig befolgen kann, entscheidet sie sich häufig dafür, alle zu übergehen und das zu tun, was ihr gerade in den Sinn kommt ... mit dem Risiko, dass sie ausgerechnet eine der wichtigsten Regeln missachtet. Um dieses Problem zu vermeiden, werde ich deutlich unterscheiden zwischen den Punkten, über deren Bedeutung man sich mehr oder weniger generell einig ist (basierend auf einer Kombination der im »Ernährungsplan« erläuterten international anerkannten Normen), und einigen Ratschlägen, die ich persönlich für nützlich halte (über die aber jeder seine eigene Ansicht haben mag).

Wichtige Einzelheiten

Es ist wichtig, die folgenden Einzelpunkte zu berücksichtigen, ohne sie wie ein Dogma zu behandeln:

1. Zwingen Sie nie ein Kind zum Essen.
2. Geben Sie Ihrem Kind bis zum 6. Lebensmonat ausschließlich die Brust (d. h. weder Brei, noch Saft, noch Tee, noch sonst etwas).
3. Ab dem 6. Lebensmonat können Sie anfangen, ihm (zwanglos) andere Lebensmittel anzubieten. Tun Sie dies immer nur nach dem Stillen. Kinder, die nicht gestillt werden, brauchen einen halben Liter künstliche Babynahrung pro Tag.
4. Geben Sie ihm anfangs nicht viele neue Nahrungsmittel auf einmal und beginnen Sie mit kleinen Mengen.
5. Geben Sie Gluten (jegliche Nahrungsmittel, die Weizen, Hafer, Gerste oder Roggen enthalten), mit Vorsicht [In Deutschland und der Schweiz wird aktuell empfohlen, glutenhaltige Nahrungsmittel um den 6. Monat, auf jeden Fall noch in der Stillzeit, einzuführen, shs].
6. Lassen Sie die Speisen sorgfältig abtropfen, damit der Magen des Kindes nicht mit Abkochwasser gefüllt wird.
7. Keine Eile mit der Einführung von Nahrungsmitteln, die häufig Allergien auslösen (vor allem Kuhmilch und Kuhmilchprodukte, Eier, Fisch, Soja, Erdnüsse und Lebensmittel, auf die ein anderes Familienmitglied allergisch reagiert).
8. Fügen Sie den Speisen weder Zucker noch Salz hinzu.
9. Stillen Sie Ihr Kind bis zum Alter von 2 Jahren oder länger.

Einige Erläuterungen:
In einigen Fällen kann man vor dem 6. Lebensmonat (aber nicht vor dem 4. Lebensmonat) Beikost füttern: z. B., wenn die Mutter arbeiten muss oder wenn das Kind eindeutig nach Essen verlangt und versucht, es sich zu nehmen und in den Mund zu schieben.

»Anbieten« bedeutet, dass das Kind etwas isst, wenn es will, und es sein lässt, wenn es nicht will. Viele Kinder wollen nichts weiter als die Mutterbrust, bis sie 8 oder 10 Monate alt sind, manche sogar noch länger.

Beikost bietet man nach dem Stillen an, nicht vorher, geschweige denn anstelle der Brust. Nur so kann man sicherstellen, dass das Kind genug Milch bekommt. Im Allgemeinen rechnet man für ein Kind im Alter von 6 bis 12 Monaten mit einem Tagesbedarf von einem halben Liter Milch oder mehr (natürlich handelt es sich um eine gerundete Zahl, und viele Kinder können auch mit einer etwas geringeren Menge genug haben). Ein Flaschenkind kann dies erreichen, indem es am Tag 2 Flaschen mit je 250 ml trinkt. Aber es ist nicht vernünftig zu erwarten, ein Kind würde alle 12 Stunden 250 ml aus der Brust trinken; die Brüste würden sich extrem füllen, und das wäre für die Mutter äußerst unangenehm. Es ist viel vernünftiger, das Kind 5-mal am Tag für je 100 ml anzulegen, oder 7-mal am Tag für je 70 ml. Wie viel Muttermilch Ihr Kind trinkt, wissen Sie natürlich nicht (noch wussten Sie dies vor Einführung der Beikost); wenn es jedoch stets vor dem Essen an der Brust trinkt, brauchen Sie sich keinerlei Gedanken zu machen.

Nach und nach

In früheren Auflagen hielten wir es wie die Empfehlung der AAP von 1980 für wichtig, die neuen Nahrungsmittel nach und nach einzuführen, mit einem Mindestabstand von einer Woche, um so feststellen zu können, ob etwas dem Baby nicht bekam. Die Wahrheit aber ist, dass es niemals irgendeine wissenschaftliche Untersuchung gab, die beweist, dass dies notwendig, angebracht oder nützlich sei. Es erschien lediglich logisch und vernünftig. Aber es ist eine Norm, die leicht zur Obsession degeneriert und uns zu einer Zeit, in der wir unseren Kindern zu experimentieren erlauben, sehr einschränkt (»Heute Morgen habe ich ihm Banane gegeben und heute Nachmittag will er sich ein Stück Brot schnappen – was mache ich? Ich gestatte dies nicht vor Ablauf einer Woche!«). Ich nehme an, dass es weiterhin eine gute Idee ist, den Kindern nicht auf einen Schlag, im Alter von sechs Monaten und einem Tag, einen Berg von neuen Nahrumgsmitteln zu geben; aber ich würde mir auch keine Sorgen machen, wenn sie zwei oder drei neue an einem Tag probieren.

Gluten

In der ersten Auflage dieses Buchen hatte ich empfohlen, Gluten erst ab dem achten Lebensmonat einzuführen, aber hatte schon angemerkt, dass dies der wohl am stärksten diskutierte Punkt sei. Und tatsächlich, er wurde diskutiert. Der Hauptgrund, weshalb uns das Gluten beschäftigt, ist, dass das Gluten bei Personen mit genetischer Prädisposition eine schwere Erkrankung, die Zöliakie, auslöst. Neuere Studien aus Skandinavien[27, 28] bestätigen, dass Muttermilch das Risiko für Zöliakie verringert, dass aber der entscheidende Faktor nicht – wie ursprünglich angenommen – die möglichst späte Einführung von Gluten ist, sondern die sehr langsame Einführung, so lange das Kind noch gestillt wird.

Für die Praxis bedeutet dies, dass das Kind noch für wenigstens einen Monat nach der Einführung von Gluten weiter gestillt wird (und wenn es länger ist, um so besser) und dass es im ersten oder zweiten Monat, in dem es glutenhaltige Nahrungsmittel bekommt, sehr wenig davon zu sich nimmt. Wenn Sie daran denken, Ihr Kind mit sieben oder acht Monaten abzustillen, ist es besser, dass die erste Beikost, im Alter von sechs Monaten, schon Gluten enthält. Und wenn Sie länger stillen wollen – ist es dann angebracht, Gluten später einzuführen? Das ist nicht ganz eindeutig, aber in einer Studie ging die Einführung von Gluten im siebenten Monat mit einem leicht erhöhten Risiko für Zöliakie einher, weshalb die ESPGHAN 2008 empfahl, vor dem siebenten Monat mit Gluten zu beginnen[29].

Wie soll man kleine Mengen von Gluten geben? In einigen Ländern gibt es handelsübliche Babybreie aus Roggen, ohne Weizen, die sehr viel weniger Gluten enthalten. Aber in Spanien enthalten alle Babybreie mit Gluten Weizen. Wenn Sie Ihrem Kind handelsübliche Breie geben, können Sie einen Brei ohne Gluten zubereiten und einen halben Löffel glutenhaltiges Getreide hinzugeben. Bereiten Sie den Brei für einen oder zwei Monate weiter mit nur einem halben oder einem Löffel glutenhaltigem Brei zu; danach können Sie beginnen, den Anteil an glutenhaltigem Getreide langsam zu erhöhen. Wenn Sie Ihrem Kind zu Hause zubereitetes Getreide geben, können Sie ihm den »Hauptgang« ohne Gluten geben (zum Beispiel gekochten Reis) und ihm erlauben, dass es jeden Tag ein Stückchen Brot oder ein paar Makkaroni isst, nicht mehr. Nach ein oder zwei Monaten können Sie schon die Menge an Brot oder Nudeln erhöhen.

Gewiss, auch Kekse enthalten Gluten, weil sie aus Weizenmehl gemacht werden. Ich erinnere mich an meine Zeit als junger Kinderarzt, wie wir uns über die Großmütter ärgerten, die, als wir noch Gluten erst ab 9 Monaten empfahlen, schon eher einen Keks unter den Obstbrei mischten, damit er »besser nährt«. »Was nützt es«, fragten wir uns, »der Mutter zu sagen, dass sie glutenfreie Getreide geben soll, wenn dann die Großmutter kommt und ihm einen Keks gibt?« Und nun stellt sich heraus, dass es die Großmutter sicherlich gut gemacht hat und dass es diese kleinen Mengen von Gluten ab dem sechsten Monat waren, die einige Fälle vor Zöliakie schützten. Eine weitere Lektion in Demut.

Allergene Lebensmittel

1982 empfahl die ESPGHAN, stark allergene Nahrungsmittel nicht vor dem sechsten Monat zu geben und bei Kindern mit Allergien in der Familie erst nach dem zwölften Monat. Im Jahre 2000 setzte die Amerikanische Akademie für Pädiatrie (AAP) die Empfehlung noch höher: Kindern, die Allergien in der Familie haben, keine Kuhmilch und Kuhmilchprodukte vor dem ersten Geburtstag geben; Eier erst um den zweiten Geburtstag, Fisch und Trockenfrüchte erst um den dritten Geburtstag.

Aber die Tendenz ändert sich. Diese Empfehlungen basierten auf der Meinung von Experten und auf einigen wenig überzeugenden Studien. So gab es einige Nachfolgestudien – und auch die sind nur sehr wenig überzeugend. Sowohl die ESPGHAN[31] als auch die Amerikanische Akademie für Pädiatrie[32] meinen nun, auf Grundlage der verfügbaren Daten, dass die verzögerte Einführung bestimmter Lebensmittel das Allergie-Risiko nur wenig beeinflusst. Für Babys, die künstliche Säuglingsnahrung bekommen, ist es angebracht, ihnen vor dem ersten Geburtstag keine andere Milch als die speziell für Babys adaptierte Milch zu geben: Keinen Joghurt, keine Cremespeisen, keine »normale« Kuhmilch. Achtung, »Adaptierte/verarbeitete Milch« und »Produkt mit adaptierter Milch zubereitet« ist nicht das Gleiche. Mit als Säuglingsnahrung adaptierter Milch kann man, wenn jemand sich die Mühe macht, Pudding, Eis, Milchkaffe... oder Jogurt zubereiten. Aber vor dem ersten Geburtstag müssen Sie als Säuglingsnahrung adaptierte Milch geben, nicht ein bestimmtes Produkt, das unter seinen Zutaten adaptierte Milch enthält. Und nach dem ersten Geburtstag können die Kinder normale Kuhmilch bekommen.

Für gestillte Kinder ist es angebracht, ihnen vor dem ersten Geburtstag keine andere Milch außer Muttermilch zu geben. Sie brauchen keine andere Milch im Brei (und es würde es ihnen auch absolut nichts nützen). Stillkinder essen Getreide ohne Milch – sie trinken zuerst Muttermilch und essen danach nur Getreide (das heißt, milchfreier Getreidebrei, mit Wasser zubereitet) – und die mischen sich dann im Magen (es ist natürlich auch nicht nötig, das Kind zu schütteln).

Nun ist es eine Sache, einerseits dem Kind nicht-adaptierte Kuhmilch oder einen Jogurt oder eine Cremespeise zu geben und eine andere Sache, dass es kleine Mengen von Nahrungsmitteln probiert, die Milch enthalten (zum Beispiel eine Krokette oder die Füllung eines Keksröllchens...). Wenn ein Baby das Fläschchen bekommt und gut verträgt, wissen wir schon, dass es keine Kuhmilchallergie hat und daher ist es auch nicht nötig, dass es kleine Mengen von Nahrungsmitteln, die Kuhmilch enthalten, probiert. Wenn ein Baby gestillt wird, ist es wahrscheinlich ebenfalls kein

Problem, wenn es vor dem ersten Geburtstag kleine Mengen von Nahrungsmitteln verzehrt, die Kuhmilch als Zutat enthalten. Aber in Familien mit Allergien ist es, trotz fehlender Studien, die dies beweisen, meiner Meinung nach weiterhin sinnvoll, vorsichtig bis zum ersten Geburtstag abzuwarten, weil Kuhmilch (einschließlich der Flaschenmilch) die häufigste Ursache für Allergien bei Kindern ist.

Vor einigen Jahren war es üblich, mit dem Eidotter zu beginnen und erst einige Monate später auch Eiweiß zu geben. Dafür gab es zwei Gründe: Das, was Allergien auslöst, ist nur das Eiweiß; der Eidotter aber ist reich an Eisen. Daher schien sinnvoll, diesen schon eher zu geben. Aber neue wissenschaftliche Daten haben beide Argumente widerlegt. Obwohl der Eidotter keine Allergien hervorruft, ist es unmöglich, ihn vollständig vom Eiweiß zu trennen, selbst nicht bei einem hartgekochten Ei. Der Dotter enthält immer Spuren von Eiweiß und kann bei einer Person, die auf Eier allergisch ist, schwere Reaktionen hervorrufen. Auf der anderen Seite enthält auch der Eidotter, obwohl er reich an Eisen ist, Stoffe, die die Aufnahme des Eisens hemmen[2], weshalb der Dotter letztlich gar keine so gut Eisenquelle ist, wie man bisher dachte. Schlussfolgerung: Es lohnt sich nicht, das Eigelb vom Eiweiß zu trennen.

Salz und Zucker

Kein Zucker und kein Salz? Tatsächlich nein, weder Salz noch Zucker dem Essen des Babys zugeben. Heutzutage nehmen ältere Kinder und Erwachsene schon viel zu viel Zucker und Salz auf; je später ein Kind sich daran gewöhnt, umso besser. Auch Honig ist nicht empfehlenswert; er kann Sporen enthalten, die Botulismus verursachen, und in den Vereinigten Staaten empfiehlt man, Kindern unter einem Jahr keinen Honig zu geben. Brauner Zucker, Melasse oder Reiszucker sind ebenfalls Zucker.

Außerdem ist das Salzen oder Süßen der Speisen häufig nur ein weiterer Trick, um das Kind zum Essen zu zwingen. Wir hatten ja bereits darüber gesprochen, dass Kinder eine natürliche Vorliebe für süßen und salzigen Geschmack haben. Doch in der

Natur gibt es weder Salz noch Zucker in reiner Form; die Möglichkeit, Salz und Zucker den Speisen hinzuzufügen, ermöglicht es, die Mechanismen der Appetitkontrolle zu manipulieren, so dass unsere Kinder mehr essen, als ihnen gut tut. Deshalb ist es auch nicht empfehlenswert, Süßstoffe hinzuzufügen, obwohl sie keine Karies verursachen.

Denken Sie daran, dass das Problem nicht die wenigen Löffel Zucker sind, die das Kind jetzt isst, sondern all das, was es sein Leben lang essen wird, wenn es sich daran gewöhnt, alles mit Zucker zu essen. Und wenn er sich daran gewöhnt, alles mit Süßstoffen zu essen, ist das Problem das gleiche: In einigen Jahren wird es die Süßstoffe durch echten Zucker ersetzen.

Fügen Sie dem Essen des Babys kein Salz und Zucker zu, aber das bedeutet nicht, dass es sie nicht probieren darf. Das Baby wird mal in ein Stück Brot beißen (was Salz enthält) und in Kekse (die Zucker enthalten) und wird viele Male von unserem Essen essen. Das macht nichts.

Nützliche Ratschläge ohne große Bedeutung

Nun folgen einige Ansichten, die auf meiner Erfahrung als Vater und meinen persönlichen Vorlieben beruhen. Es handelt sich nicht um Empfehlungen, die auf wissenschaftlichen Daten basieren, und jeder entscheide für sich selbst, ob er diese Meinung teilt.

Mit welchen Lebensmitteln soll man beginnen?

Das spielt keine Rolle. Wie schon in einem früheren Kapitel erklärt, gibt es keine wissenschaftlichen Grundlagen für die eine oder andere Empfehlung. Wenn Sie Ihrem Kind erst Obst, dann Getreide und noch später Huhn geben, bewegen Sie sich voll und ganz im Rahmen der Empfehlungen der ESPGHAN. Wenn Sie aber erst Huhn, dann Gemüse und schließlich Getreide füttern, dann folgen Sie immer noch buchstabengetreu den Normen.

Angenommen, Sie entscheiden, mit Reis anzufangen. Sie kochen Reis ohne Salz, am besten, Sie verkochen ihn ein wenig. Sie können ein wenig Olivenöl hinzufügen (das verbessert den Geschmack und erhöht die Kalorienzahl). Nach dem Stillen bieten Sie Ihrem Kind ein oder zwei Teelöffel voll an. Am 1. Tag ist es ungünstig, viel zu füttern, selbst wenn es mit Vergnügen isst. Wenn Ihr Kind nicht einmal den 1. Teelöffel voll essen will, beharren Sie nicht, aber bieten Sie es alle 1 oder 2 Tage erneut an. Wenn Ihr Kind es mag, können Sie ihm jeden Tag ein wenig mehr geben. Nach einer Woche können Sie ein anderes Lebensmittel ausprobieren, wie z. B. ein Stückchen zerdrückte Banane. Eine Woche später können Sie gekochte Kartoffeln testen ... Diese Reihenfolge ist nur ein Beispiel, Sie können es auch in umgekehrter Reihenfolge machen. Wenn ein Lebensmittel Durchfall oder irgendeine andere Unannehmlichkeit verursacht oder mit besonders starkem Widerwillen zurückgewiesen wird, ist es natürlich besser, wenn Sie es in den nächsten Wochen nicht erneut ausprobieren. Wenn irgendeine schwerwiegendere Reaktion auftritt, wie z. B. Nesselsucht, wenden Sie sich an Ihren Kinderarzt.

Es ist auch nicht zwingend notwendig, jede Woche ein neues Lebensmittel einzuführen. Jahrelang hat man uns eingeredet, die Vielfalt sei ein großer Vorteil (4-Korn-Brei, 7-Korn-Müsli mit Schokolade, Mehrkornflocken mit Kaffeegeschmack ...). Das ist alles nur ein Werbetrick. Vielfalt bedeutet in Wirklichkeit, von allem etwas zu essen, etwas Getreide, Hülsenfrüchte, Gemüse, Obst ... aber es ist nicht nötig, von jeder Sorte viele verschiedene Arten zu essen. Äpfel enthalten keine Vitamine, die in Birnen nicht enthalten wären. Die meisten von uns Erwachsenen kommen gut mit zwei Sorten Getreide aus, mit Reis und Weizen, die anderen Sorten überlassen wir meist dem Vieh. Wenn Ihr Kind schon Huhn isst, erhöhen Sie die Vielfalt nicht durch die Gabe von Kalbfleisch. Im Lauf des 1. Lebensjahres viele verschiedene Lebensmittel anzubieten, erhöht nur die Wahrscheinlichkeit einer Allergie.

Der Hauptgrund, warum man mit Beikost ab dem sechsten Monat beginnen soll (und nicht später), ist, dass einige Babys einen Eisenmangel entwickeln könnten. Daher erscheint es logisch, dass eisenreiche Nahrungsmittel unter den ersten Nahrungsmitteln sein sollen. An Eisenquellen gibt es einerseits Fleisch, das zweiwertiges[1], gut resorbierbares Eisen enthält. Und andererseits gibt es Obst, Gemüse und Getreide, die dreiwertiges Eisen enthalten, was nur schlecht resorbiert wird, wenn es nicht mit Vitamin C aufgenommen wird. Daher ist es eine gute Idee, zu essen, wie die Erwachsenen essen – zuerst einen Salat (rohes Gemüse, reich an Vitamin C), dann Getreide und Gemüse und Obst als Nachtisch. – Und dementsprechend ist es keine gute Idee, wenn wir den Kindern zu einer Mahlzeit nur Getreide geben, zu einer anderen nur Gemüse, zu einer anderen nur Obst... Wenn Ihr Kind schon verschiedene Nahrungsmittel isst, wäre es eine gute Idee, sie in einer Mahlzeit zu kombinieren (nicht miteinander zu vermischen), anstatt monografische Menüs (die »Getreidemahlzeit«) zu servieren.

Und wenn ein Kind noch keine Beikost will?

Machen Sie sich keine Sorgen; das ist ganz normal, und früher oder später wird es andere Sachen essen. Versuchen Sie es nicht mit Zwang. Vielleicht wird man Ihnen raten, die Beikost vor dem Stillen anzubieten, damit das Kind Hunger hat und sie gut annimmt. Das ist nicht sinnvoll, weil die Muttermilch besser nährt als irgendetwas anderes. Es hat schon einen guten Grund, wenn man von »Beikost« und »Zufüttern« spricht, denn diese Kost ergänzt nur die Muttermilch. Wenn Sie Ihr Kind stillen und es nachher kein Obst essen mag, passiert gar nichts. Wenn es aber Obst isst und nachher in seinem Magen keinen Platz mehr für Muttermilch hat, verliert es Gewicht. Mehr Obst und weniger Muttermilch ist ein Rezept zum Abnehmen.

Das Gleiche gilt für künstliche Säuglingsmilch: Denken Sie daran, dass Kinder, die nicht die Brust bekommen, bis zum Ende des 1. Lebensjahres pro Tag $\frac{1}{2}$ Liter Milch oder Milchprodukte brauchen. Es ist nicht gut, ihnen die Milch zu entziehen, damit sie mehr Beikost essen.

Wird ihm irgendein Nährstoff fehlen, wenn es nichts außer der Brust will?

Im Alter von sechs Monaten gehen bei einigen Babys die Eisenreserven, die sie bei der Geburt hatten, zu Ende und sie müssen Eisen aus anderen Quellen bekommen. Das ist eines der Gründe, mit Beikost zu beginnen. Andere Babys brauchen kein Eisen bis zum Alter von zwölf Monaten oder mehr.

Viele Babys wollen nichts essen, das heißt, nichts außer der Brust, bis zum Alter von acht oder zehn Monaten oder mehr. Sie wollen nicht mal etwas probieren und alles, was sie in den Mund bekommen, spucken sie gleich wieder aus. Fehlt ihnen Eisen? Ich persönlich glaube nicht – dass sie nichts essen, liegt daran, weil sie es nicht brauchen. Aber es gibt keine wissenschaftliche Studie, die mein Vertrauen stützt. Der entgegengesetzte Fall könnte ebenso möglich sein: Der Eisenmangel verringert den Appetit und deshalb will das Kind nicht essen. Zu verschiedenen Gelegenheiten habe ich Babys von acht oder zehn Monaten gesehen, die nichts außer der Brust wollten und die nicht zunahmen oder sogar an Gewicht verloren; man stellte eine Anämie fest und als man ihnen Eisen gab, begannen sie zu essen und zuzunehmen.

Bekanntlich sind unter den ersten Nahrungsmitteln, die man Babys anbietet, Huhn oder Fleisch, beides reich an Eisen (es sind keine großen Mengen nötig). Und Obst soll nicht getrennt (als eigene »Mahlzeit«) gegeben werden, sondern wie bei uns, als Nachtisch; so unterstützt das Vitamin C des Obstes die Eisenaufnahme aus Gemüse, Hülsenfrüchten und Getreide. Wenn ein Baby kein Essen probieren will und nicht zunimmt, sollte untersucht werden, ob es keinen Eisenmangel hat oder ob ihm irgendetwas anderes fehlt.

Und wenn es normal zunimmt, obwohl es keine Beikost will? Dann hat es Appetit und trinkt so viel Muttermilch, dass ich annehme, dass es keinen Eisenmangel hat. Aber wenn Monate vergehen und es weiterhin nichts außer der Brust will und der Kinderarzt oder die Familienangehörigen besorgt sind, kostet es nichts, den Eisenwert zu untersuchen.

Die Lebensmittel müssen nicht püriert werden

Viele Mütter wenden sich an ihren Kinderarzt, weil ihr Kind im Alter von 2 oder 3 Jahren nur pürierte Lebensmittel essen will:

Mein Sohn ist 5 Jahre alt und isst keine feste Nahrung. Er hat sich stets geweigert zu kauen ... Alles, was er isst, muss ich ihm füttern; er will auch nicht selbständig essen.

Das ist kein schwerwiegendes Problem. In der Tat wird Ihr Sohn irgendwann ganz normal essen, auch wenn Sie absolut nichts tun. Oder glauben Sie, er wird noch mit 15 Jahren Brei essen? Aber es ist lästig und wirkt peinlich. Ein Kind wird sich nicht an pürierte Nahrung gewöhnen, wenn es sie nie probiert. Man fängt mit den weichsten Lebensmitteln an, die man mit der Gabel zerdrücken kann und nicht pürieren muss, wie z. B. gekochten Kartoffeln oder gekochten Möhren, Banane oder gekochtem Reis. Apfel und Birne kann man raspeln. Festere Lebensmittel, wie z. B. Huhn, kann man einige Monate später einführen, wenn man sie in kleinste Stücke geschnitten geben kann.

Wir leben in einer grausamen Zeit: Viele Kinder müssen dreimal die schmerzliche Erfahrung der Entwöhnung machen, statt nur einmal. Alle Psychologen sind sich darin einig, dass die Entwöhnung eine empfindliche und potentiell traumatische Lebensphase ist. Viele Kinder werden zuerst von der Brust zur Flasche entwöhnt, noch bevor sie 2 Monate alt sind. Dann werden sie im Alter von etwa 6 Monaten von der Flasche zum Brei entwöhnt und schließlich im Alter von 2 oder 3 Jahren von Brei und pürierter Nahrung zur normalen Kost. Nach den Tränen und Kämpfen zu urteilen, ist jede Entwöhnung schlimmer als die vorherige:

Mein 20 Monate alter Sohn Hans hatte schon immer Probleme mit Veränderungen. Es fällt schwer, bei ihm etwas Neues einzuführen. Der Schritt von der Flasche zum Löffel war schrecklich, genau wie der vom Süßen zum Salzigen usw. Als er 1 Jahr alt war, versuchten wir, dem Püree kleine Stückchen beizufügen, aber das führte nur dazu, dass er ihn aus-

spuckte. So ließen wir ihn weiterhin passierte Pürees und Brei ohne jedes Klümpchen essen bis auf den heutigen Tag. Die 4 Backenzähne sind gerade durchgebrochen, so dass er in der Lage wäre, Makkaroni, Kekse, Kartoffeln, Müsli oder Würstchen zu kauen, aber er tut dies nur spielerisch zwischen den Mahlzeiten. Wenn wir ihn an den Tisch setzen und ihm das Essen in Stückchen auf einem Teller anbieten, wirft er es einfach herunter.

Warum entwöhnt man Kinder nicht ein für alle mal – ganz direkt von der Brust zum normalen Essen?

Übrigens hat diese Mutter unbewusst die Lösung selbst gefunden: Ihr Sohn isst Nahrungsstückchen »spielerisch zwischen den Mahlzeiten«. Das heißt, wenn man ihn nicht dazu zwingt. Wenn Ihr Kind sich erst einmal an passierte Nahrung gewöhnt hat, wird der Versuch, es zu zwingen, andere Nahrung zu essen oder es lächerlich zu machen, wahrscheinlich nur die Lage verschlimmern. Zwingen Sie es nicht zum Essen, weder zu pürierter noch zu unpürierter Nahrung, und nach und nach wird es schon andere Lebensmittel probieren.

Die Zubereitung besonderer Nahrung ist nicht erforderlich

Wenn man einen Blick dafür entwickelt, kann man für das Baby fast immer das gleiche Essen wie für die Erwachsenen kochen. Kochen Sie ohne scharfe Gewürze und ohne Salz, fügen Sie Gewürze, Soßen und Kräuter hinzu, nachdem Sie die Portion für Ihr Kind abgefüllt haben. Einige Beispiele: Bevor Sie die Tomate hinzufügen, ist Reis ein ausgezeichneter glutenfreier Getreidebrei. Etwas später können Sie die Tomate einführen, die ein Gemüse wie jedes andere ist. (Ketchup scheint mir für ein Baby nicht angemessen, aber man kann eine Tomate einfach in Öl braten.)

Glutenhaltige Getreide gibt es in sehr großer Vielfalt: Brot, Nudeln, Grieß, Buchstabensuppe, Makkaroni, Spaghetti ..., anfangs alleine nur mit Wasser gekocht. Später kann man sie mit Brühe kochen oder mit Tomatensoße anrichten. Bedenken Sie stets, dass der Magen des Babys klein und Suppe deshalb nicht empfehlenswert ist. Man gibt ihm die Teigwaren aus der Suppe abgetropft, als wären es kleine Makkaroni. Achten Sie auf die Bezeichnung der Teigwaren: Billige Nudeln bestehen aus 100 Prozent Hartweizengrieß, teure enthalten Ei und sind daher nicht vor Vollendung des 1. Lebensjahres empfohlen. Das Gleiche gilt für normales, einfaches Brot, das nur aus Weizen besteht, während je nach Marke Brote und Kekse auch Zucker, Milch, Eier ... enthalten. Für Kinder unter 1 Jahr sind einfache Lebensmittel immer den hochveredelten Nahrungsmitteln vorzuziehen.

Wenn Sie im Internet »baby-led weaning« eingeben, werden Sie Dutzende von Babys sehen, die ganz gesittet von Anfang an »normales« Essen zu sich nehmen: Spaghettis und Reis mit Tomate, Brokkoli und Linsen. Sie essen das Gleiche wie ihre Eltern, mit ihren eigenen Händchen, ab dem sechsten Monat. Befreien Sie sich von den Breien.

Wenn Mama außer Haus arbeitet

Ich mache mir Sorgen, weil mein 3 Monate altes Kind die Flasche ablehnt, ganz gleich, welche Milchmarke und welchen Sauger ich verwende. Der Kinderarzt hat mir empfohlen, es nicht mehr zu stillen, damit es sich an die Flasche gewöhnt, aber es hat 3 Tage lang nichts gegessen, weil es die Flasche nicht will. Ich habe ihm wieder die Brust gegeben, aber nun reicht es nicht mehr, denn nach dem Stillen ist mein Kind noch hungrig. Was kann ich tun, damit es die Flasche nimmt? Ich werde in Kürze anfangen zu arbeiten und muss abstillen.

Diese Mutter ist Opfer zweier häufiger Irrtümer in Bezug auf die Wiederaufnahme der Arbeit.

Der **erste Irrtum** besteht darin zu glauben, man müsse vor Beginn der Arbeit abstillen. Das ist nicht erforderlich. Schlimmstenfalls kann man zu gemischter Ernährung greifen: Vor und nach der Arbeit gibt man die Brust, und während der Abwesenheit der Mutter füttert die Betreuungsperson andere Milch. Alle Kinder (und alle Mütter) leiden darunter, wenn sie sich trennen müssen, weil die Mutter wieder zur Arbeit geht. Das Stillen kann eine ausgezeichnete Methode sein, einen Ausgleich für die Trennung zu schaffen und die verlorene Zeit wieder einzuholen. Viele Mütter finden wesentlich befriedigendere Lösungen als die Einführung künstlicher Milch: das Kind mit zur Arbeit nehmen, Teilzeitarbeit, jemanden finden, der das Kind in der Frühstückspause zu einem nahe gelegenen Park bringt, Milch abpumpen und im Kühlschrank aufbewahren ... oder, noch einfacher, wenn Ihr Kind schon das Alter der Beikost erreicht hat, während Ihrer Abwesenheit Beikost füttern lassen (dies ist eine Ausnahme zu der Regel, Beikost grundsätzlich nur nach dem Stillen zu füttern).

Wenn Sie zur Arbeit gehen (oder zum Bäcker), weiß Ihr Kind nicht, wo Sie sind oder wie lange es dauert, bis Sie wieder da sind. Es wird so erschrecken und so viel weinen, als wären Sie für immer fort. Es dauert viele Jahre, bis Ihr Kind begreift, dass »Mama gleich zurückkommt«, und darum die Trennungen ohne Tränen akzeptiert. Wenn Sie zurückkommen, das Kind umarmen und stillen, dann wird es denken: »Uff, halb so schlimm, es war wieder falscher Alarm.« Wenn der Beginn der Berufstätigkeit aber mit einem abrupten Abstillen einhergeht und Sie bei der Heimkehr dem Kind, das nach der Brust verlangt, das Stillen verweigern, was wird es dann denken? »Klar, sie lässt mich im Stich, weil sie mich nicht mehr liebt.« Es ist einer der schlechtesten Momente zum Abstillen.

Der **zweite Irrtum** besteht in dem Glauben, wenn jemand anderes dem Kind die Flasche (oder ggf. Beikost) geben soll, sobald Sie wieder arbeiten, dann müssten Sie das Kind zuerst daran gewöhnen. Wenn es Ihnen gelingt, es daran zu gewöhnen, haben Sie aber nur das Problem vorverlegt: Sie hätten Ihr Kind 4 Monate lang voll stillen können, nun haben Sie es nur 3 Monate lang getan. Aber das Entscheidende ist, dass sich wie in diesem Fall das kleine Wesen normalerweise nicht an die neue Nahrung gewöhnt. Selbst wenn die Mutter Milch abpumpt und versucht, sie dem Baby mit der Flasche zu geben, verweigern viele Babys dies.

Die Kinder sind nämlich nicht dumm. Wenn Mama nicht da ist und die Oma mit einer Flasche kommt (oder besser mit einem Glas, um Saugproblemen vorzubeugen), können zweierlei Dinge passieren. Der erste Fall kann eintreten, wenn das Kind nicht viel Hunger hat: Es nimmt nichts und gleicht das beim nächsten Stillen aus, wenn Mama zurück ist. Viele Babys schlafen während der Abwesenheit der Mutter fast die ganze Zeit und verbringen dann die Nacht mit Stillen. Das kann man ganz gut aushalten, wenn Mutter und Kind im gleichen Bett schlafen, und viele Mütter sehen dies als eine sehr befriedigende Art, den Kontakt zu ihren Kindern trotz der Arbeit außer Haus aufrechtzuerhalten. Die zweite Möglichkeit, wenn das Baby größeren Hunger hat, besteht darin, dass das Baby aus der Flasche trinkt (besonders, wenn es Muttermilch ist), und die Sache ist erledigt. Innerlich mag es denken: »Nanu, Mama ist nicht da, dann werde ich wohl mit so was zufrieden sein müssen.«

Wenn aber Mama da ist und das Baby die Brust sehen und riechen kann, wie wird es da ein Glas Milch oder eine Fläschchen akzeptieren? Es muss denken: »Mama ist verrückt geworden, sie hat die Brust da und gibt mir dieses Zeug! Wenn es keine Brust gibt, dann lassen wir es eben!« (Für das Kind ist das Ehrensache!)

Einige Märchen um die Beikost
Mythos: Brei sättigt besser als Muttermilch
Dies ist ein so weit verbreiteter Mythos, dass es sich lohnt, ihn noch einmal näher zu betrachten, obwohl wir schon darauf eingegangen sind. Vielen Frauen wird gesagt, ihre Milch »sättige schon nicht mehr« oder »ihre Milch sei nur Wasser«. Ähnliche Sätze sind nicht weniger als echte Beleidigungen vom Typ »dein Blut ist wohl Himbeersaft« oder »dein Haar ist wie Stroh«. Das Unge-

heuerliche ist, dass es Leute gibt, die das wirklich glauben. Im Ernst, ich bitte Sie! Es gibt ebenso wenig Frauen, die Wasser statt Milch haben, wie fliegende Elefanten.

Dies ist ein Fall so real wie das Leben selbst:

> *Ich habe eine sechs Monate alte Tochter [...] In dieser Zeit habe ich sie gestillt und das tue ich auch jetzt noch, aber seit dem vierten Monat habe ich begonnen, Obstbrei einzuführen und ab dem fünften Monat Getreide – so wie es mir mein Kinderarzt gesagt hatte [...]*
>
> *Bis zum vierten Monat hat sich das Mädchen sehr gut entwickelt, sie hatte ein Gewicht von 6.300 g und war 63 cm groß, aber bei der letzten Untersuchung beim Kinderarzt wog meine Tochter 6.980 g und war 66 cm groß, weshalb der Kinderarzt mir sagte, ich solle mit dem Stillen aufhören und stattdessen folgende Ernährung geben: 9 Uhr Getreidebrei, 13 Uhr Gemüse, 17.30 Uhr Obst, 21.30 Getreide.*

Was ist an diesem Fall so besonders? Nicht das Gewicht, natürlich; das Gewicht ist normal für das Alter von vier Monaten und es bleibt normal für das Alter von sechs Monaten; die Gewichtszunahme in diesem Zeitraum ist ebenfalls normal. Das Ungewöhnliche (klar, es sollte ungewöhnlich sein!) ist die Diagnose des Kinderarztes und noch ungewöhnlicher ist die Behandlung.

Denn wenn der Kinderarzt Recht hätte und wenn die Gewichtszunahme unzureichend wäre und wenn die Ursache schlechte Ernährung wäre, dann wäre der logische Schluss: Mit welcher Ernährung wird das Kind gut zunehmen? Mit ausschließlichem Stillen. Und mit welcher Ernährung wird sie schlecht zunehmen? Mit Brust und Beikost. Schlussfolgerung: Schnell die Beikost sein lassen. Stattdessen entscheidet er sich für eine seltsame Flucht nach vorn, das Stillen zu beenden und auch kein Fläschchen stattdessen zu geben, sondern nur Beikost. Im Alter von vier Monaten nur vier Mahlzeiten am Tag, von denen eine nur aus Obst und die andere nur aus Gemüse besteht! Auch wenn wir wissen, dass Babys nicht so viele Kalorien brauchen, wie man früher glaubte, fürchte ich, dass diese Diät nicht einmal das Minimum erreicht. Zum Glück wechselte die Mutter den Kinderarzt und der zweite verordnete eine Diät, die, auch wenn sie nicht so ideal war, zum Stillen zurückzukehren, zumindest das Überleben des Mädchens erlaubte (ein Fläschchen anstatt des Gemüses und die Brust nach jeder Mahlzeit).

Als ein erbitterter Verfechter des Stillens (wie sich unschwer bemerken lässt) bin ich versucht zu sagen, dass dieses Mädchen wegen der Beikost weniger als vorher zunahm. Aber das wäre eine Lüge. Sie nahm nicht weniger als vorher zu, weil sie aß oder nicht aß, sondern auf Grund ihres Alters. Selbst wenn sie weiter nur Muttermilch getrunken hätte, hätte sie das Gleiche zugenommen. Selbst wenn man ihr Bohneneintopf asturianischer Art gegeben hätte und Schokoladentorte, hätte sie das Gleiche zugenommen (oder weniger, weil sie sich unwohl gefühlt haben würde).

Alle Kinder nehmen nur mit der Brust (oder nur mit dem Fläschchen) im ersten Vierteljahr mehr zu als im zweiten. Im dritten Vierteljahr, mit etwas Beikost, nehmen sie noch weniger zu; und im vierten Vierteljahr, mit viel mehr Beikost, nehmen sie fast nichts zu. Und dennoch erscheinen immer noch viele davon überzeugt, das Beikost besser sättigt als Milch. Ich frage mich, welchen Ursprung dieser verwunderliche Glaube hat.

Wir haben schon darauf hingewiesen, dass Breie aus Fleisch und Gemüse meist weniger Kalorien haben als Milch; wir wollen gar nicht erst über reinen Gemüsebrei oder reinen Obstbrei sprechen. Natürlich haben andere Breie, wie z. B. Getreidebrei, durchaus viele Kalorien – aber wie steht es mit den Proteinen, der Eiweißqualität, den Vitaminen, Mineralstoffen, essentiellen Fettsäuren und anderen Nährstoffen? Würden Sie sagen, Mehl sei »gehaltvoller« als Milch?

Unsere Ernährungsweise muss eine ganze Reihe Bedingungen erfüllen. Das einzige Lebensmittel, das ausschließlich – zumindest in einem bestimmten Lebensabschnitt – alle Bedürfnisse des

Menschen zu erfüllen vermag, ist die Muttermilch. Ein Neugeborenes wird 6 oder mehr Monate lang allein mit Muttermilch optimal ernährt; aber keiner, weder ein Kind noch ein Erwachsener, wäre optimal ernährt, wenn er 6 Monate lang nur Fleisch, nur Brot oder nur Orangen essen würde. Das bedeutet nicht, dass Fleisch, Brot und Orangen »keinen Nährwert« besitzen, sondern nur, dass sie von anderen Lebensmitteln ergänzt werden müssen. Ergänzt, nicht ersetzt.

Natürlich können wir nicht unser Leben lang allein von Muttermilch existieren; ab einem gewissen Alter müssen wir sie mit anderen Lebensmitteln ergänzen. Aber wir wollen es ganz offen sagen, der Hauptgrund, weshalb wir nicht ein Leben lang an der Mutterbrust trinken, ist, dass niemand sie uns gäbe. Auch wenn Muttermilch vielleicht nicht ganz vollkommen ist, so ist sie unter allen bekannten Lebensmitteln für jedes Alter das, welches der Vollkommenheit am nächsten ist. Ein Schiffbrüchiger, der nur Muttermilch hätte, würde auf einer einsamen Insel viel länger überleben, als wenn sein Vorrat nur aus Brot, nur Äpfeln, nur Kichererbsen oder nur Fleisch, bestünde.

Wenn irgendein Unwissender Ihnen wieder einmal sagt: »Lass das Stillen, denn deine Milch enthält nicht genug Proteine«, dann antworten Sie:»Na gut, dann lasse ich auch Obst und Gemüse weg, denn die haben noch weniger Proteine.« Oder antworten Sie noch besser gar nichts, denn einige Ignoranten haben sehr wenig Sinn für Humor.

Mythos: Mit einem guten Brei am Abend schläft ein Baby die ganze Nacht durch

Das stimmt einfach nicht. Viele Kinder im Alter von 2 oder 3 Jahren wachen jede Nacht auf, obwohl sie am Abend Bratkartoffeln mit Rührei oder Bohnen mit Speck gegessen haben.

Man hat experimentell nachgewiesen, dass Kinder nicht deshalb durchschlafen, weil sie Brei gegessen haben[33]. Während der ersten Lebensjahre wachen Kinder nachts nicht nur auf, weil sie

Hunger haben, sondern weil sie uns brauchen. Zum Glück ermöglicht es die Brust, beide Bedürfnisse gleichzeitig zu stillen, so dass das Kind schnell wieder einschläft; einige Eltern nennen die Brust nicht ohne Grund »Schlafmittel«.

Mythos: Ab dem 6. Lebensmonat brauchen Kinder Folgemilch

Die Folgemilch ist eine kommerzielle Erfindung ohne viel praktischen Nutzen. In den Vereinigten Staaten empfiehlt der Verband der amerikanischen Kinderärzte, während des ganzen 1. Lebensjahres für die nicht gestillten Kinder die gleiche Milchnahrung. Auch die WHO betrachtet Folgemilch als überflüssig.

Wozu hat man sie dann erfunden? Ganz einfach: In vielen Ländern (z. B. Spanien) verbietet es das Gesetz, für adaptierte Milch zur künstlichen Ernährung Neugeborener Werbung zu machen. Aber leider verbieten die meisten Länder nicht die Werbung für Folgemilch. Darum ist es für die Hersteller ideal, zwei Milchsorten mit dem gleichen Markennamen anzubieten, die sich nur in einer kleinen Zahl unterscheiden. Oder wäre jemand so naiv zu glauben, dass die Werbung für Badmilk 2 nicht den Umsatz an Badmilk 1 steigern wird?

Der prinzipielle Vorteil der Folgemilch ist nach der ESPGHAN, dass sie billiger ist. Da künstliche Milch teuer ist, könnten die weniger wohlhabenden Mütter in Versuchung geraten, vor dem Ende des 1. Lebensjahres mit der Flasche Vollmilch von Kühen zu füttern, was ungünstig wäre. Eine künstliche Milch, die zwar nicht ganz so gut an die Bedürfnisse des Kindes angepasst ist wie die adaptierte Milch, dafür aber billiger wäre, könnte sich dann als nützlich erweisen.

Nicht ganz so gut angepasst? In der Tat. Die Kuhmilch hat zu viele Proteine, mehr als 3-mal so viel wie Muttermilch. Das ist eine ihrer größten Gefahren; ein Baby kann so viele Proteine nicht verdauen und darum schwer krank werden. Die künstliche Herstellung von Milch erfolgt in mehreren Schritten, von denen einer darin besteht, den größten Teil der Proteine zu entfernen. Es ist nicht so einfach, die Proteine aus der Kuhmilch zu entfernen. Wenn man nicht ganz so viele davon entfernen muss, vereinfacht dies die Herstellung und macht sie daher billiger. Die ESPGHAN scheint zu glauben, der Preisunterschied sei groß, aber zumindest in Spanien (und in Deutschland, Anm. d. Übers.) ist der Unterschied für den Verbraucher sehr gering.

Die Folgemilch ist für ältere Babys nicht besser. Sie ist schlechter als die Anfangsmilch, denn sie ist nur teiladaptiert. Doch ältere Babys sind in der Lage, sie zu verdauen, und können sie vertragen. Natürlich versucht die Werbung der Milchindustrie, diese Tatsache als Vorteil darzustellen, und verkauft die Folgemilch als »angereichert mit Proteinen, um dem wachsenden Bedarf des Kindes gerecht zu werden«.

Alles barer Unsinn! Der Proteinbedarf der Kinder sinkt mit dem Wachstum[7], von über 2 g pro kg und Tag bei der Geburt auf 0,89 g im Alter zwischen 6 und 9 Monaten und 0,82 g im Alter zwischen 9 bis 12 Monaten. Ein 8 kg schweres Kind braucht 7,12 g Protein pro Tag, so viel enthalten 790 ml Muttermilch (das ist eine durchaus vernünftige Trinkmenge) oder 550 ml adaptierte Milch (in der adaptierten Milch sind immer etwas mehr Proteine enthalten als in Muttermilch, weil versucht wird, dadurch die schlechtere Qualität auszugleichen). Das gleiche Kind würde mit 500 ml Folgemilch 11 g Proteine bekommen, viel mehr als es braucht und das ohne Berücksichtigung der Proteine, die in dem Getreide oder Huhn enthalten sind, die es vielleicht auch noch isst.

Lassen Sie sich von der Werbung nicht aufs Glatteis führen; die zusätzlichen Proteine in der Folgemilch sind kein Vorteil für Ihr Kind, sondern nichts weiter als Industrieabfall.

Die gestillten Kinder werden weitergestillt. Der Verband der amerikanischen Kinderärzte empfiehlt, mindestens 1 Jahr lang die Brust zu geben und danach, »solange es Mutter und Kind wollen«. Die WHO und die UNICEF empfehlen, »2 oder mehr Jahre«

lang die Brust zu geben, ebenso die Spanische Gesellschaft für Pädiatrie.

Wenn Sie aus irgendeinem Grund vor Vollendung des 1. Jahres abstillen wollen, werden Sie natürlich eine andere Milch geben müssen, sei es Anfangsmilch oder Folgemilch. Es ist Ihre Entscheidung. Aber lassen Sie es nicht zu, dass andere für Sie entscheiden. Keiner Mutter, die mit der Flasche füttert, hat man je gesagt:»Diese Milch nährt nicht mehr ausreichend, von jetzt an musst Du Muttermilch geben oder Brei mit Muttermilch zubereiten.« Man hält es für selbstverständlich, dass eine Mutter, die die Flasche gibt, dies jahrelang tun wird. Eine stillende Mutter hat ein Recht auf das gleiche Maß an Achtung.

Mythos: Wenn das Kind kein Fleisch isst, bekommt es nicht genug Proteine

Wir haben es gerade erklärt: Selbst wenn Ihr Kind nur Milch trinken würde, hätte es genug Proteine. Getreide und Hülsenfrüchte enthalten noch weitere Proteine. Dennoch versucht man, einige Mütter mit seltsamen Argumenten zu erschrecken:

> Ich bin Vegetarierin, sagen wir zu 80 Prozent, denn von Zeit zu Zeit esse ich etwas Fisch. Ich möchte meine Tochter ebenso ernähren. Leute, die eine andere Auffassung vertreten, sagen mir, Fleisch sei notwendig; man brauche es, um das Gewebe zu kräftigen etc.

Neulich sah ich im Zoo ein Nashorn, das, wie man mir versicherte, keinerlei Fleisch frisst. Es schien ziemlich kräftiges Gewebe zu haben. Ich bin natürlich nicht zu nahe herangegangen. Womöglich ist es ganz weich, wenn man es anfasst ...!

9. Was kann der Mediziner tun?

»Das Kind isst nichts«, ist einer der häufigsten Gründe, den Kinderarzt aufzusuchen.[35] Als Mediziner sind wir in einer hervorragenden Lage, Problemen im Bereich der Kinderernährung vorzubeugen oder sie im Keim zu ersticken, noch bevor sie zu einer Quelle von viel Kummer und Streit innerhalb der Familie werden.

Doch oft können unsere Ratschläge, ja sogar unsere zufälligen Bemerkungen auch zur Entstehung oder Verschlimmerung des Problems beitragen. Zwei unserer Aufgabenbereiche sind besonders anfällig: die Gewichtskontrolle und die Einführung der Beikost.

Die Gewichtskontrolle

Meine Tochter ist 3 Monate alt; bei ihrer Geburt wog sie 3 kg. Vom 1. Tag an habe ich sie gestillt, und bis vor 1 Monat hat sie sehr gut gegessen und zugenommen. Dann hatte sie in 2 Wochen nur 40 g zugenommen.

Der Kinderarzt wies darauf hin, Muttermilch sei nicht genug und ich würde ihr helfen, wenn ich sie 5 Minuten an jeder Brust anlegte und ihr dann 60 ml mit der Flasche gäbe. Hier fing das Problem an, denn meine Tochter wollte keine Flasche. Anfangs ging ich Schritt für Schritt ohne Zwang vor, ließ sie gewähren, wenn sie die Flasche ablehnte, beharrte dann aber bei einer anderen Mahlzeit. Sie lehnte es weiterhin ab. Ich probierte andere Marken von Säuglingsmilch mit verschiedenen Formen von Saugern aus, süßte sie ihr, aber alles war vergebens. In der darauf folgenden Woche hatte sie 260 g zugenommen, weshalb der Kinderarzt mir sagte, ich solle ihr nur die Brust geben, da sie wieder zur Normalität zurückgekehrt sei. Aber letzte Woche hat sie nur 20 g zugenommen, und er sagte mir, ich solle ihr abwechselnd Brust und Flasche geben.

Aber sie verweigert die Flasche weiterhin. Ich erreiche nur, dass sie sehr zornig wird und nicht aufhört zu weinen. Ich habe auch probiert, ihr nur noch die Flasche zu geben, damit sie merkt, dass es keine Brust mehr gibt, und schließlich die Flasche akzeptiert. Aber das war vergeblich, denn so isst sie nichts, weint viel und schläft schließlich ein.

Ich weiß nicht, was ich machen kann, ich bin verzweifelt. Ich habe auch versucht, meine Milch abzupumpen und sie ihr in der Flasche zu geben; die hat sie durchaus getrunken. Danach gab ich ihr meine Milch mit künstlicher Milch gemischt, aber sie wollte sie nicht. Damit sie überhaupt etwas isst, stille ich sie, indem ich seitlich die Brustwarze in ihren Mund schiebe und gleichzeitig mit den Fingern ein bisschen Flaschenmilch ausdrücke und in ihren Mund laufen lasse, so dass sie beides gleichzeitig zu sich nimmt. So erreiche ich aber nur, dass sie viel Luft und wenig Milch schluckt.

In nur einem Monat hat sich die erfolgreiche und beglückende Säuglingsernährung in einen Albtraum verwandelt. Das diagnostische Vorgehen war fehlerhaft: Man hat die Gewichtszunahme für einen zu kurzen Zeitraum ausgewertet und mit unangemessenen Bezugsdaten verglichen. Die Behandlung war überflüssig und falsch (wenn ein Kind nicht genug an der Brust trinkt, wäre die Lösung nicht, ihm die Flasche zu geben, sondern ihm häufiger die Brust zu geben).

Die wöchentliche Gewichtskontrolle ist völlig unbrauchbar wegen der persönlichen Wachstumsunterschiede, der Messfehler und der Schwankungen, die durch den unterschiedlichen Zeitabstand zur letzten Mahlzeit bzw. Ausscheidung von Stuhl oder Urin zustande kommen. Dies sieht man ganz deutlich am vorliegenden

Beispiel, wo das Mädchen ohne Veränderung der Ernährungsweise (denn sie nahm die Flasche ja nicht) einmal 20 g und einmal
260 g zunahm. Fomon[2] weist darauf hin, dass im 1. Halbjahr
selbst »Gewichtszunahmen in so kurzen Abständen wie 1 Monat
mit Vorsicht beurteilt werden müssen«. Im 2. Halbjahr beurteilt
man die Gewichtszunahme in Mindestabständen von 2 Monaten.
Eine Gewichtstabelle und eine Tabelle der Gewichtszunahme
sind nicht ein und dasselbe. Die Gewichtskurven und Gewichtstabellen erlauben es zwar, zu einem gegebenen Zeitpunkt das ak-
tuelle Gewicht zu beurteilen, jedoch nicht die Gewichtszunahme
über einen bestimmten Zeitraum. Wenn das Wachstum abnorm
schnell oder langsam scheint, muss man eine Tabelle der Gewichtszunahme erstellen.

Die WHO hat zusammen mit ihren Gewichtsgrafiken vom
Wachstum gesunder Kinder mit normaler Ernährung (d. h. Stillen)
auch Tabellen zur Gewichtsentwicklung nach ein, zwei, drei, vier
und sechs Monaten veröffentlicht. Für die ersten beiden Monate
hat die WHO Tabellen zur Gewichtsentwicklung nach ein oder
zwei Wochen, nach Geburtsgewicht differenziert, veröffentlicht.
Alle Grafiken und Tabellen sind unter
www.who.int.childgrowth/standars/en verfügbar.

In vier Wochen, zwischen dem zweiten und dritten Monat, hat
dieses Mädchen insgesamt 320 g zugenommen. In der Tabelle der
WHO liegt das 3. Perzentil der Gewichtszunahme zwischen dem
zweiten und dem dritten Monat bei 321 g. Das Mädchen hat also eine völlig normale Gewichtszunahme. Man beachte, dass das
3. Perzentil der Tabelle für die Gewichtsentwicklung keineswegs
das Gleiche ist wie der Gewichtsunterschied im dritten Perzentil;
In diesem Fall wäre das Gewicht, was dem 3. Perzentil entspräche,
4 kg im Alter von zwei Monaten und 4,6 kg mit drei Monaten,
mit einer Zunahme von 600g. Die Verwendung von Gewichtsgrafiken statt Tabellen über die Gewichtszunahme verursacht dem-
nach gravierende Fehler in der Auswertung.

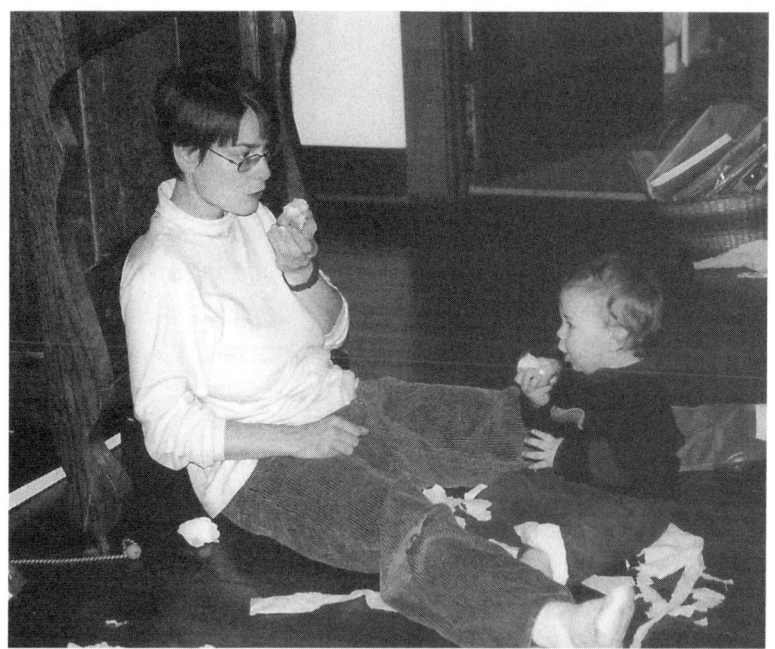

Fomon betont folgendes: In Bevölkerungen, in denen Unterernährung selten vorkommt, ist die Mehrheit der gestillten Kinder gesund, deren Wachstum in einem bestimmten Zeitraum unterhalb der 5. Perzentile liegt, (was ganz offensichtlich ist, denn bei 5 Prozent der Kinder liegt die Gewichtszunahme unterhalb der 5. Perzentile).

Diese Mutter und ihre Tochter wären erheblich beruhigter gewesen, wenn man das Gewicht in größeren Zeitabständen gemessen hätte und das überzogene therapeutische Engagement wäre durch eine vernünftige Beobachtung ersetzt worden. Darüber hinaus bestätigt des Mädchens entschlossene Ablehnung der Flasche, dass sie keinerlei Hunger hatte (nicht immer kann man das Gegenteil behaupten: Viele kleine Kinder, vor allem die unter zwei oder drei Monaten, akzeptieren die Flasche, obwohl sie keinen Hunger haben). Mit dem vergeblichen Versuch, ihr das Stillen zu streichen, damit sie die Flasche akzeptiert, trank das Mädchen

weder das eine noch das andere und aß auf Grund des unheil-
bringenden Ratschlages weniger als zuvor.

Der Fall von Helga bestätigt noch einmal, wie wichtig es ist,
die angemessene Bezugsgröße zu wählen:

Mein Sohn, der jetzt 10 Monate alt ist, wog bei seiner Geburt
3.950 g. Ich ernährte ihn von Anfang an mit der Brust, und
er wuchs und entwickelte sich gut, aber in den letzten bei-
den Monaten hat er unterdurchschnittlich zugenommen.
2 verschiedene Kinderärzte haben mir dazu geraten, ihm die
Flasche zu geben, da meine Milch ihn nicht mehr ausrei-
chend ernähre, doch mein Sohn lehnt dies ab. Er mag die
Fläschchen nicht einmal riechen, und ich habe Angst, dass er
sie niemals akzeptieren wird und nicht nur nicht zunimmt,
sondern anfängt abzunehmen. Ich fühle mich darum sehr
schlecht, denn ich wollte ihn stillen, bis er 1 1/2 Jahre alt ist.
Mit 6 Monaten wog mein Sohn 8.170 g, mit 8 Monaten 8.850
g, aber mit 9 Monaten 8.950 g und mit 10 Monaten 9.260 g.
Er ist 76 cm groß.

Zwischen dem 8. und 10. Lebensmonat hat Helgas Sohn 410 g
zugenommen. Schauen wir nun in die Tabelle für die Gewichtszunahme im Zeitraum von zwei Monaten: Zwischen dem achten
und dem zehnten Monat liegt die durchschnittliche Gewichtszunahme bei 544 g, und die 3. Perzentile liegt bei 60 g (für beide
Monate!). Die Gewichtszunahme liegt also nicht nur ganz im Normalen, sondern ist reichlich, oberhalb der 25. Perzentile (360 g).
Die vollkommene Ablehnung der Flaschen, die dieser Junge zeigt,
beweist, dass seine Gewichtszunahme nichts mit einer unzurei-
chenden Milchversorgung zu tun hat.

Es ist völlig normal, dass die Gewichtszunahme in einem bestimmten Monat im 10. Perzentil liegt und in einem anderem im
3. oder darunter. Alle Perzentile, vom 1. bis zum 100., sind normal, denn die Tabellen und Grafiken wurden ausschließlich mit
Daten gesunder Kinder erstellt. Aber der Monat, in dem die Ge-

wichtszunahme nur im 3. Perzentil liegt, ist eher eine Ausnahme, verursacht von einem Virus, einem Durchfall oder einer Trennung von der Mutter oder einem Extremwert eines jeweils unterschiedlichen inneren Prozesses. Für gewöhnlich nimmt das Baby im folgenden Monat mehr zu. Daher gibt es Tabellen für unterschiedlich lange Zeiträume und es ist wichtig, die passendste Tabelle auszuwählen.

Schauen wir uns ein Beispiel aus den Tabellen der WHO an:

Mädchen, Gewichtszunahme im Zeitraum eines Monates,
Perzentil 3:
3 - 4 Monate: 214 g
4 - 5 Monate: 130 g
5 - 6 Monate: 52 g
6 - 7 Monate: - 4 g

Heißt das, dass ein gesundes Mädchen nur 214 + 130 + 52 - 4 = 392 g zwischen dem 3. und dem 7. Monat zunehmen kann? Nein; weil ein gesundes Kind »das Minimum« in einem bestimmten Monat zunehmen kann, aber nicht über mehrere Monate in Folge. Schauen wir uns eine weitere Tabelle an:

Mädchen, Gewichtszunahme im Zeitraum von zwei Monaten, Perzentil 3:

3 - 5 Monate: 556 g

5 - 7 Monate: 267 g

Die Summe sind 823 g, mehr als das Doppelte, als wenn wir die Gewichtszunahme von vier Perioden von einem Monat addieren. Aber immer noch ist dies nicht genug:

Mädchen, Gewichtszunahme im Zeitraum von vier Monaten, Perzentil 3:
3 - 7 Monate: 1.071 g.

Daher ist es wichtig, nicht nur die Gewichtszunahme in jedem Monat zu bewerten, sondern den Gesamteindruck und die Zunahme in größeren Zeiträumen. Und es ist wichtig, auch das Längenwachstum zu berücksichtigen; ein normales Gewicht für ein kleineres Kind kann für ein großes Kind unzureichend sein.

Beikost

Mein Kinderarzt hat mir geraten, damit zu beginnen, zweimal täglich glutenfreien Getreidebrei zu füttern. Das Problem ist, dass mein Sohn (er ist 4 1/2 Monate alt) ihn nicht einmal sehen mag, und mein Kinderarzt hat mir gesagt, ich müsse ihn zum Essen zwingen. Das ist, offen gesagt, eine Quälerei, und es zerreißt mir das Herz, sehen zu müssen, wie es ihm ergeht. Er hat seit seiner Geburt nie besonders viel gegessen; oft hatte er nach 2 Minuten an der Brust schon genug, und die Flasche wollte er nie.

Zwar lauten die aktuellen Empfehlungen, eher im 6. als im 4. Lebensmonat[16] mit der Beikost anzufangen. Den Konflikt löste jedoch nicht die geringfügige Vorverlegung des Zeitpunktes aus, sondern der irrtümliche Rat, das Baby zum Essen zu zwingen. Wir erinnern uns, dass man die Lebensmittel in kleinen Mengen einführen sollte, die nach und nach in dem Maß vergrößert werden, in dem das Kind sie annimmt.

Noch dramatischer ist der Bericht von Theresa:

Im Alter von 6 Monaten fingen wir mit Obst an, und das war noch schlimmer als mit dem Getreide, das er schon von Anfang an ablehnte; wenn sich nur der Löffel näherte, wich er zurück und schloss den Mund, und wenn es mit aller Gewalt gelang, etwas in seinen Mund hineinzubekommen, dann spuckte er es aus, weshalb ich ihn logischerweise weiterhin auch nachmittags stillte ...

Als ich mit ihm im Alter von 7 Monaten zur Kontrolle kam, erteilte mir der Kinderarzt einen gehörigen Rüffel und sagte, ich solle bei dem Jungen hart durchgreifen, und wenn er sich weigere, den Getreidebrei oder das Obst zu essen, solle ich ihm nicht danach die Brust anbieten, auch wenn der Junge weine und Hunger habe. Ich solle ihm allenfalls bis zur nächsten Mahlzeit Wasser anbieten. Denn auch wenn sein Gewicht nicht zu niedrig läge, hätte er mehr zunehmen sollen und habe dies gerade deshalb nicht getan, weil er in eine Phase kommt, in der er mehr Energie verbraucht und die Kohlenhydrate aus dem Getreide ebenso wie die Vitamine aus dem Obst benötige.

Theresas Sohn ist 7 Monate alt, misst 72,5 cm und wiegt 9 kg. Nach den (provisorischen) Bezugstafeln für gestillte Kinder[5] liegt das Gewicht eines 7 Monate alten Kindes auf der +1-Abweichung bei 9.130 g, die Größe auf der +2-Abweichung mit 72,8 cm und das Durchschnittsgewicht für 72,5 cm bei 9.080 g. Auch wenn Theresa uns nichts über die Gewichtszunahme in den letzten Monaten berichtet, ist es angesichts dieser Daten sehr unwahrscheinlich, dass irgendein Problem besteht. Auf jeden Fall ist die Ablehnung ihres Sohnes, mehr zu essen, ein ausreichender Beweis dafür, dass er keinen Hunger hatte. Es muss wohl nicht gesagt werden, dass der Rat völlig irrational ist, dem Kind Wasser statt Milch zu geben, weil es mehr Energie brauche; Beikost ersetzt nicht die Milch, sondern ergänzt sie. Des Weiteren nimmt, wie gesagt, der Energiebedarf pro kg Körpergewicht im Lauf des 1. Lebensjahres nicht zu, sondern ab.

Achten Sie auf Ihre Sprache

Das einmal gesprochene Wort kann man nicht zurückholen, und die Berichte vieler Mütter in diesem Buch zeigen uns, wie viel Leid eine beiläufige Bemerkung verursachen kann.

Phrasen wie »geringes Gewicht«, »zu leicht« oder »hat schlecht zugenommen« sollten aus unserem Sprachgebrauch ganz verbannt werden. Entweder erfüllt ein Kind die diagnostischen Kriterien des verzögerten Wachstums[2] (Gewichtszunahme unter der –2-Abweichung während wenigstens 2 Monaten bei Babys unter 6 Monaten, oder während wenigstens 3 Monaten bei Kindern über 6 Monaten sowie Relation von Größe und Gewicht unterhalb der 5. Perzentile), oder es erfüllt sie nicht. Natürlich ist es vernünftig, im Zweifelsfall das Gewicht sorgfältig zu kontrollieren und häufigere Mahlzeiten zu empfehlen. Aber das kann man tun, ohne das Kind »abzustempeln« und ohne der Familie Angst zu machen.

Es wäre auch angebracht, ärztliche Empfehlungen weniger kategorisch zu geben. Vergleichen Sie einmal die folgenden Aussagen:
- »Ab dem x. Monat geben Sie ihm Huhn zu essen«
  oder
- »Ab dem x. Monat können Sie anfangen, ihm Huhn anzubieten«
- »Abends 180 g Gemüsebrei«
  oder
- »Bieten Sie zu der Mahlzeit, bei der es am besten geht, ein wenig Gemüse an, und erhöhen Sie die Menge nach und nach, wenn Ihr Kind das Gemüse gut annimmt«.

Menge, Uhrzeit, Reihenfolge der Lebensmittel und andere Einzelheiten streng vorzuschreiben, entbehrt nicht nur jeder wissenschaftlichen Grundlage[2, 14], sondern kann den Bedürfnissen des Babys, der Meinung der Mutter und ihrer Familienangehörigen oder den Ratschlägen anderer Fachleute widersprechen.

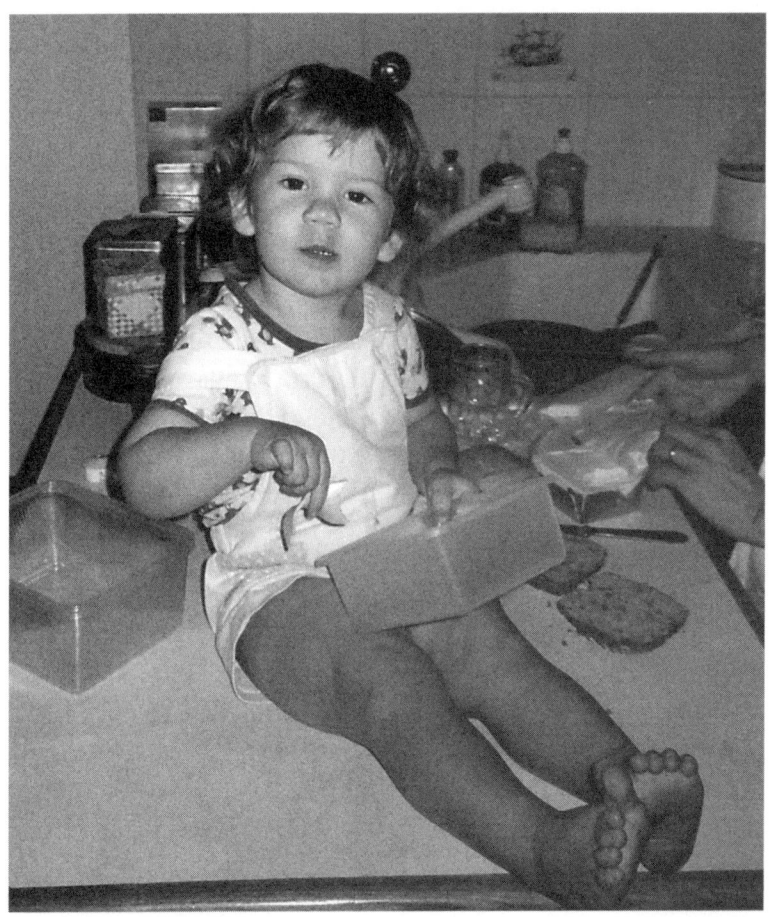

Und schließlich ist es zumindest Besorgnis erregend, wenn eine Mutter die Praxis mit dem Gefühl verlassen kann, dass man ihr »einen gehörigen Rüffel erteilt« hat.

Wieso befreien wir uns nicht von der Vorherrschaft der Waage?

Der Besuch beim Kinderarzt folgt normalerweise einer Art Schema. Die Mutter erzählt, wie sich ihr Kind entwickelt hat, während sie es auszieht. Der Kinderarzt untersucht das Kind. Zum Schluss wird das Kind gemessen und gewogen, und erst dann fragt die Mutter: »Wie beurteilen Sie mein Kind, Herr Doktor?«

Es scheint, als sei das Gewicht das Wichtigste, um zu beurteilen, ob das Kind gesund ist.

In Wirklichkeit ist das Wichtigste das, was uns die Mutter erzählt, die ihr Kind ja jeden Tag sieht. An zweiter Stelle steht die Untersuchung, die uns ermöglicht, die körperliche Gesundheit und psychomotorische Entwicklung des Kindes zu beurteilen. Die geringste Bedeutung kommt dem Gewicht zu, das uns nur selten einen entscheidenden Hinweis auf etwas gibt, was wir nicht schon vermutet hätten: Wenn ein Kind wirklich unterernährt oder dick ist, merkt man das auch so.

Der Hauptzweck des Wiegens eines Kindes, bei dem äußere Erscheinung, Allgemeinzustand und Untersuchungsbefunde normal sind, liegt einfach darin, einen Bezugswert zu ermitteln. Damit kann man beurteilen, wie viel es abgenommen hat, falls es später einmal erkrankt.

Könnten wir Ärzte nicht irgendetwas tun, damit die Waage nicht mehr im Mittelpunkt des Arztbesuches steht? Vielleicht könnten wir gleich am Anfang zusammenfassen, was die Mutter sagt, statt das Gewicht abzuwarten, bevor wir das Kind für gesund erklären:

– »Also, nach dem zu urteilen, was Sie mir sagen, ist Ihre Tochter völlig gesund und entwickelt sich ganz normal.«

Danach, während der Untersuchung, könnten wir weiter ausführen:

– »Sie folgt dem Gegenstand gut mit den Augen. Die Brust ist normal ...«

Und zum Schluss fällt die Bemerkung:

– »Gut, Ihre Tochter ist vollkommen gesund und sehr aufgeweckt. Nun wollen wir aus reiner Neugierde mal sehen, wie viel sie wiegt.«

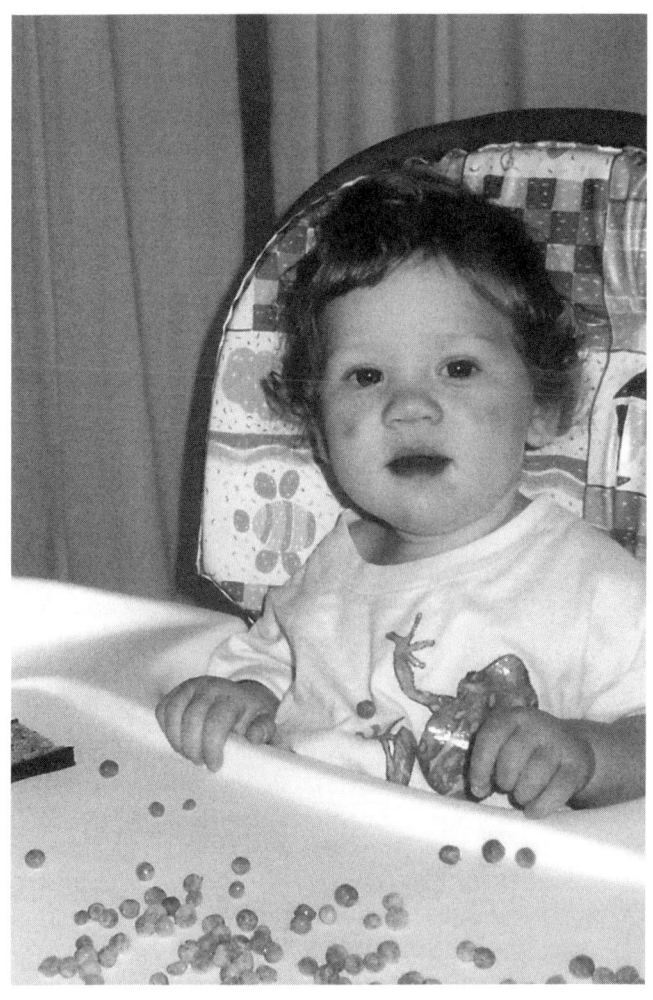

Vierter Teil

Häufige Fragen

Und wenn das Kind wirklich nichts isst?

Natürlich gibt es Kinder, die nichts essen (d.h. die weniger essen als sie brauchen). Ein Kind, das wirklich nichts isst, unterscheidet sich von einem, das »nichts isst« durch eine Tatsache: ersteres verliert an Gewicht, letzteres nicht.

Es gibt sehr unterschiedliche Gründe, die dazu führen, dass ein Kind wirklich nichts mehr isst. Einige sind denen sehr ähnlich, die uns Erwachsene dazu veranlassen, nichts mehr zu essen: Grippe oder Erkältung, Durchfall, Angina, oder eine ernsthaftere Krankheit.

Wenn ein Kind nicht isst, weil es Tuberkulose hat, wird man es nicht heilen, indem man ihm mit einem Trichter Nahrung einflößt. Man wird dem Kind die für seine Erkrankung angemessene Behandlung geben, und wenn es gesund ist, wird es von alleine wieder anfangen zu essen. Die allgemeingültige Regel bleibt bestehen: zwingen Sie Ihr Kind nie zum Essen. Wenn es gesund ist, hat es schon gegessen, was es braucht. Wenn es krank ist, bieten Sie ihm häufig seine Lieblingsspeisen an, aber ohne Zwang, sonst würden Sie nur bewirken, dass es brechen muss. Wenn es abnimmt, bringen Sie es zum Arzt.

Christina (7 1/2 Monate) habe ich sechs Monate lang voll gestillt, und danach habe ich begonnen, ihr Beikost anzubieten, ganz zwanglos. Aber sie wollte keinerlei Beikost. [...] Der Kinderarzt sagt mir, das Mädchen würde nicht zunehmen und dass ich sie nicht mehr stillen solle, denn wenn sie Hunger habe, würde sie dann schon essen. [...] Seit zwei Monaten trinkt sie öfter als alle zwei Stunden.

Christina hatte zwischen dem fünften und dem achten Monat nicht ein Gramm zugenommen. Die Mutter hatte verschiedene Kinderärzte aufgesucht und alle stimmten überein, das Problem sei, dass das Kind nicht essen wolle und schlecht zunehme wegen des Stillens und dass die Mutter sie abstillen müsse, damit sie esse. Zwischen dem achten und dem neunten Monat nahm das Kind nicht nur nicht zu, sonder verlor an Gewicht, so dass die Mutter sich eilends in einem guten Krankenhaus vorstellt. Die Diagnose war Zystische Fibrose, eine schwere Erbkrankheit. Dies ist ein extremer Fall für etwas unglücklicherweise Häufiges: Wenn ein Stillkind nicht zunimmt, ist niemand besorgt, niemand untersucht es eingehender, niemand versucht herauszufinden, was es hat – man sagt einfach der Mutter, dass sie die Flasche geben soll und fertig. Erst wenn das Kind auch mit der Flasche nicht zunimmt, beginnen die Ärzte sich ernsthaft zu sorgen und man entdeckt, dass das Kind krank ist. Es ist bedauerlich, aber einige Mütter sehen sich genötigt zu lügen und zu verheimlichen, dass ihr Kind gestillt wird, um die nötige ärztliche Aufmerksamkeit zu bekommen.

Erstaunlicherweise war Huhn das einzige Nahrungsmittel, was Christina außer Muttermilch (die die Mutter ihr glücklicherweise nicht gestrichen hatte!) zu sich nahm. Ich persönlich sehe darin einen Beweis dafür, dass Kinder wissen, was sie brauchen: Bei zystischer Fibrose verliert man Eiweiß und Christina suchte Nahrungsmittel, die viel Eiweiß enthalten.

Andere Kinder hören aus psychologischen Gründen auf zu essen. Ich sah einmal ein Mädchen, das etwas über ein Jahr alt war, sich weigerte zu essen und rasch an Gewicht verlor, als ihre Mutter wieder anfing zu arbeiten. Das Mädchen hatte zwei Großmütter, von denen eine oft zu Besuch kam, um mit dem Mädchen zu spielen. Leider hatte die Mutter aus verschiedenen Gründen die andere Großmutter, die das Kind kaum kannte, als Betreuung für ihre Tochter gewählt. Die Tochter fühlte sich plötzlich von ihrer Mutter »im Stich gelassen« und in den Händen einer Unbekannten. (Ich weiß schon, dass die Mutter sie nicht im Stich gelassen hatte. Aber das Mädchen wusste das nicht, konnte es nicht wissen. Wenn die Mutter nur für ein paar Stunden fortgeht, benehmen sich Kinder während der ersten Lebensjahre immer so, als wäre es für das ganze Leben.)

Werde ich ihm die Brust verweigern müssen, damit es isst?

Meine Tochter wurde vor 7 1/2 Monaten geboren und hat seitdem nicht von der Brust gelassen... Bei jeder Mahlzeit bereite ich für sie einen Brei zu und biete ihn ihr an, doch das Mädchen dreht den Kopf weg und öffnet nicht einmal versehentlich den Mund... Was soll ich tun? Soll ich ganz abstillen, wie mir geraten wird, in der Annahme, dann werde sie schon essen?

Genau wie Marie bekommen viele Mütter den Rat abzustillen mit dem Argument, dass ihr Kind dann seinen Brei essen wird. Als ob Flaschenkinder so gerne Brei äßen!

Ich bin eine verzweifelte Mutter. Meine 10 Monate alte Tochter will nur aus der Flasche trinken und mag natürlich keinerlei Gemüse.

Wir haben schon erklärt (im Kapitel »Wenn Mama außer Haus arbeitet«), dass plötzliches Abstillen leicht zur Ablehnung des Essens führt. Bei verschiedenen Gelegenheiten habe ich erlebt, wie ein Baby bei einem ähnlich unangebrachten Abstillen in einer Woche ein halbes Kilogramm verlor. Sobald das Baby wieder die Brust bekommt (was sowohl die Mutter als auch das Kind sehnlichst wünschen), kehrt sein Interesse am Leben sofort zurück, und es nimmt nicht nur die Brust, sondern sogar die Flasche. Wenn das Baby sein verlorenes Gewicht wiedererlangt hat, ernährt es sich wieder problemlos ausschließlich von Muttermilch. In anderen Fällen, wenn niemand zugunsten von Mutter und Kind eingreift, resigniert das Baby schließlich, da der Überlebensinstinkt sogar noch stärker ist als die Verzweiflung. Zum Schluss nimmt das Kind die Flasche, gewinnt mühsam sein verlorenes Gewicht wieder, und sein Gewicht bleibt im Allgemeinen mehr denn je »zu niedrig«.

Sie meinen, ich übertreibe? Dann sehen Sie, wie es Laura erging:

Meine Tochter ist 11 Monate alt, wiegt 7,230 kg und ist 71 cm groß. Das Problem ist, dass sie nicht essen will.

Bis zum 8. Monat habe ich sie gestillt. Im Alter von 4 Monaten habe ich bei ihr Obstbrei eingeführt, im Alter von 5 Monaten Getreidebrei; danach Gemüse mit Fleisch und Fisch. Bis zum 6. Lebensmonat war ihr Gewicht in Ordnung. Von da an aß sie nur noch wenig, und jetzt kann man sagen, dass sie praktisch nichts mehr isst.

Als ich sie stillte, war sie immer bereit zu essen, jetzt sind die Mahlzeiten zu einer richtigen Tortur geworden.

Nach den Gewichtstabellen ist das Gewicht von Laura niedrig (was, wie gesagt, nicht notwendigerweise anormal ist). Jemand muss gedacht haben, sie würde von künstlicher Milch stärker zunehmen. Offensichtlich nahm sie nicht stärker zu.

Ist es magersüchtig?

Magersucht ist eine schwere psychische Krankheit. Sie kommt nicht bei kleinen Kindern vor, sondern betrifft Heranwachsende (es besteht aber offenbar eine Tendenz zu einem immer niedrigeren Alter der Ersterkrankung). Man heilt diese Krankheit keineswegs, indem man den Patienten zum Essen zwingt, damit würde man eher das Gegenteil erreichen. Die Regel bleibt bestehen: Zwingen Sie niemals zum Essen, und wenn das Kind Gewicht verliert, denken Sie an eine Krankheit (die auch psychisch sein kann). Man sagte mir, das Kind habe infantile Anorexie (kindliche Magersucht).

Ich bin mit allem, was Sie sagen, sehr einverstanden [...], aber bei meiner Tochter ist es nicht so, weil sie wirklich nichts isst. [...]
Von Anfang an hat sie die Brust abgelehnt [...] Ich musste Milch abpumpen und sie ihr mit der Flasche geben [...] Aber dann hatte ich keine Milch mehr und ich fing an, ihr künstliche Säuglingsnahrung zu geben – und so begann der Albtraum. Sie trank die halbe Flasche und fing an zu weinen. [...] Man untersuchte sie und alles war in Ordnung, sie hatte nur ein wenig ösofagischen Reflux; man gab mir Anti-Reflux-Milch und Prepulsid. [...] Die einzige Art, in der sie isst, ist wenn sie schläft.[...]
Jetzt ist sie 13 Monate alt und wiegt 7 kg. Die Situation ist schrecklich. Milch trinkt sie fast keine [...]; vom Brei ist sie vier oder fünf Löffel. [...]
Der Kinderarzt redet davon, sie einzuweisen und mit Sonde zu ernähren, damit sie zunimmt und dass sie uns in die Hände von Psychologen geben wollen. [...]
Die Kinderärzte schließen eine organische Erkrankung aus.

Klären wir die Begriffe. »Anorexie« bedeutet »Appetitlosigkeit« oder »Nicht-Essen« und ist ein Symptom, das bei quasi jeder Krankheit auftreten kann. Ein Kind mit Angina oder ein Erwachsener mit Durchfall haben höchstwahrscheinlich auch Anorexie. Im Gegensatz dazu ist »Anorexia nervosa« eine konkrete Krankheit. Einen vergleichbaren Unterschied gibt es zwischen »Fieber«, einem Symptom von Hunderten von Krankheiten und »Typhus«, einer konkreten und spezifischen Krankheit. Es gibt keine sogenannte »kindliche Anorexie«; es ist einfach eine versteckte Art zu sagen, dass das Kind nicht esse.

Wenn Sie Ihr Kind zum Kinderarzt bringen, ihm sagen, dass Sie es sehr warm finden und er es anschaut und Ihnen sagt, es habe Otitis, hat er Ihnen eine Diagnose gegeben, eine Information, die Sie nicht hatten. Wenn er aber nur sagt, es habe Fieber – was Sie schon wussten – kennen wir immer noch nicht die Ursache. So ist es, wenn Sie sagen »Mein Kind isst nicht« und man stellt fest, dass es »infantile Anorexie« habe – dann wurde keine Krankheit festgestellt. Dann wurde einfach in einer Mischung aus Griechisch und Latein wiederholt, was Sie ohnehin wussten.

Kehren wir zum obigen Fall von Maite zurück: Gewiss ist ihr Gewicht unterhalb der allerletzten Linie der Grafik, aber nicht viel darunter. Es ist klar, dass ihr Kinderarzt sie genau untersucht, um sich abzusichern, dass sie nicht krank ist. Wenn aber alle Untersuchungen normale Werte erbringen, haben wir bewiesen, dass sie gesund ist, völlig gesund. Dann haben wir es mit einer von diesen 15.000 einjährigen Mädchen und Jungen (3% der Kinder dieser Altersgruppe) zu tun, die in Spanien unter der 3. Perzentile liegen.

Die Idee, sie mit einer Sonde zu ernähren, ist völliger Schwachsinn. Unglücklicherweise ist dies nicht der erste Fall, der mir zu Ohren kommt. Ich zweifle nicht daran, dass es sich dabei um eine Art schlechter Behandlung dreht und dass sie sie wirklich »in die Hände von Psychologen« geben müssen, wenn sie sie einem solchen Übergriff unterziehen. Genauso wie man einen Gesunden nicht am Blinddarm operieren kann, so kann man auch eine gesunde Person nicht mit der Sonde ernähren. Und Maite ist gesund, das haben alle erdenklichen Untersuchungen gezeigt, die mit ihr gemacht wurden, denn alle zeigten normale Werte.

Wenn, trotz aller Untersuchungen mit normalen Ergebnissen, Maite aus unbekannten Gründen an Gewicht verlieren würde, wenn sie 6 Kilo, dann 5, dann 4 wiegen würde, wenn sie ihre Fröhlichkeit verlöre und verlöschen würde wie eine kleine Kerze, wäre es einleuchtend zu sagen »Wir finden nichts, aber offensichtlich ist sie krank. Wir werden sie mit einer Sonde ernähren, auch wenn es intravenös ist, in einem verzweifelten Versuch, sie am Leben zu erhalten, während wir sie weiter untersuchen, um zu sehen, ob wir sie heilen können oder ob mit ihr noch ein medizinisches Wunder geschieht.« Aber Maite hat seit ihrer Geburt, wenn auch langsam, stets an Gewicht zugenommen, ihre psychomotorische Entwicklung ist normal und ausgenommen die Momente, in denen sie gequält wurde, weil man sie zum Essen zwang, ist sie glücklich.

Gewiss, das Medikament Prepulsid (Cisaprid) wird fast nicht mehr verwendet und wurde in den USA schon auf Grund seiner schweren Nebenwirkungen vom Markt genommen [auch in Großbritannien und in der Schweiz, shs, vgl. http://www.infomed. org/bad-drug-news/bdn144.html]. Was die Anti-reflux-Milch angeht, so schätzt man, dass sie wirkungslos ist, wenn jemand tatsächlich unter Reflux leidet[36].

Was wäre mit Maite passiert, wenn sie, anstatt heute geboren zu sein, bei sozialer Sicherheit und kostenlosen Arztbesuchen, zu Beginn des 20. Jahrhunderts geboren wäre? Man hätte sie als extrem schlank bezeichnet und vielleicht hätte ihre Mutter versucht, ihr irgendein »aufbauendes Stärkungsmittel zu geben«, das man damals kannte. Aber niemand hätte sie untersucht, niemand hätte die Eltern verängstigt, niemand hätte gedroht, sie mit der Sonde zu ernähren. Wenn sie Dr. Ulecia, einen bekannten Spezialisten in der Behandlung unterernährter Kinder, konsultiert hätten, wäre dieser kaum erschüttert gewesen. In seinem Buch sehen wir Fotos von Kindern, die erfolgreich behandelt wurden: T.A., sechseinhalb Monate, 4.020 g. mit 13 Monaten 5.530 g; M.C., sechzehn Monate, 5.800 g, mit zwei Jahren war sie »sehr gut«, weil sie schon 7.700 g wog... Das waren Gewichtsprobleme, und alle wurden ohne Sonde behandelt, nur mit adäquater Ernährung.

Wird der Magen nicht schrumpfen?
Nein. Verzeihung, in einem Buch erwartet man eine etwas ausführlichere Antwort, ich weiß. Aber mir fehlen die Worte. Einfach: Nein!

Und wenn das Kind dies tut, um auf sich aufmerksam zu machen?
»Auf sich aufmerksam machen« ist ein unglücklicher Ausdruck. Für verschiedene Menschen ist seine Bedeutung nicht nur unterschiedlich, sondern gegensätzlich – unglücklicher kann ein Ausdruck nicht sein.

In der Umgangssprache bedeutet »auf sich aufmerksam machen« seltsame Dinge zu tun, um aufzufallen. Jemand könnte sich die Haare grün färben oder mit einem Tiger an der Leine spazieren gehen. In diesem Sinne versteht man »auf sich aufmerksam machen« völlig negativ, ähnlich wie »sich lächerlich machen« oder »eine Show abziehen«. Niemand macht sich viel aus denjenigen, die nur »auf sich aufmerksam machen« wollen.

Für die Psychologen, die sich mit dem kindlichen Verhalten beschäftigen, hat »auf sich aufmerksam machen« wenigstens zwei verschiedene Bedeutungen, von denen keine negativ ist. Keine von beiden bedeutet, das Kind ziehe eine Show ab oder mache Quatsch oder man solle sich nichts weiter daraus machen.

Im ersten Sinne meint man eine spontane (instinktive) Verhaltensweise, die man auch bei jungen Säugetieren beobachten kann: wenn sich das Junge von der Mutter zum Spielen oder Erforschen entfernt, wendet es sich häufig an sie, um sie darauf aufmerksam zu machen, wo es sich befindet und was es tut. Gleichzeitig sucht die Mutter häufig mit den Augen nach ihrem Kind und stößt Laute aus, wenn sie ihren Platz verlassen will oder das Junge sich zu weit von ihr entfernt. Was Tiere durch Bellen, Brummen oder Blöken erreichen, findet beim menschlichen Wesen viel ausgefeiltere Ausdrucksformen: »Schau mal, Mama, was für ein Schloss ich gebaut habe!«, »Karin, bleib auf dem Gehsteig!«, »Sieh mal, Mama, ich bin ein Pirat!«, »Komm, Paul, wir gehen!«.

Es ist leicht zu erkennen, dass dieses Verhalten, die Mutter auf sich aufmerksam zu machen, Jahrmillionen lang zum Überleben einer Spezies beigetragen hat. Der Nachwuchs, der nicht ständig die Erwachsenen auf sich aufmerksam machte, ging verloren oder wurde gefressen und so durch natürliche Selektion beseitigt. Unsere Kinder haben den Instinkt, uns auf diese Weise auf sich aufmerksam zu machen; sie können es nicht lassen, und wenn wir sie unwillig auffordern, sie sollen uns in Ruhe lassen, weil wir die Zeitung lesen möchten, dann werden wir nur erreichen, dass sie sich verunsichert fühlen und infolgedessen noch stärker versuchen, uns auf sich aufmerksam zu machen.

Die zweite Bedeutung, welche die Psychologen dem Ausdruck »auf sich aufmerksam machen« geben, bezieht sich auf ein mehr oder weniger anomales Verhalten. Ein Mensch legt dies an den Tag, der Aufmerksamkeit benötigt, sie aber nicht auf den üblichen Wegen zu erlangen vermag, weil er nicht dazu in der Lage ist oder nicht weiß, wie. So sagt man, ein Kind schlägt sich auf den Kopf, erbricht, tritt mit den Füßen um sich oder kotet ein, um auf sich aufmerksam zu machen. Auch Erwachsene tun manchmal Dinge, um auf sich aufmerksam zu machen: Dazu gehören hysterische Anfälle, Selbstmorddrohungen oder -versuche, Zank und Geschrei. Niemand gelangt zu solchen Extremen, wenn er nicht zuvor darin gescheitert ist, durch einfachere Methoden wie reden oder weinen auf sich aufmerksam zu machen.

Wenn ein Psychologe sagt, »dieses Kind schlägt und beißt seine Spielkameraden, um auf sich aufmerksam zu machen«, will er damit sagen: »Dieses Kind benötigt viel mehr Aufmerksamkeit, als man ihm gibt und sieht sich zum Schlagen und Beißen gezwungen, weil man ihm sonst keine Beachtung schenkt; man muss ihm viel Aufmerksamkeit widmen, damit das Problem sich löst.« Leider verstehen viele Eltern und sogar einige Spezialisten den Ausdruck im umgangssprachlichen Sinne als »dieses Kind macht Theater« oder »hält uns zum besten« und meinen, man brauche es nur zu ignorieren, damit »ihm die Dummheiten vergehen«.

Die meisten Kinder, die sich weigern zu essen, tun dies einfach nur deshalb, weil sie nicht mehr Nahrung benötigen. Das Einzige, worauf sie uns aufmerksam machen wollen ist, »He, ich bin schon satt!« Es mag Kinder geben, die während der Mahlzeit unsere Aufmerksamkeit auf andere Themen lenken wollen, und das zeigt uns, dass sie mehr Aufmerksamkeit benötigen: Wir sollten mit ihnen spielen, ihnen Geschichten erzählen, ihre kleinen Erfolge beachten und ihnen nicht den körperlichen Kontakt und die Gemeinschaft verweigern und – natürlich – sie nicht zum Essen zwingen.

Muss ich meinem Kind Wasser, Saft oder Tee geben?

Im Krankenhaus sagte man mir, mein Kind müsse Wasser trinken, vor allem im Sommer. Es ist aber so, dass das Mädchen (12 Monate) nur sehr wenig Wasser trinkt, die Flasche mit dem Wasser nicht mag. Aus dem Glas trinkt sie etwas, aber dann beginnt sie, damit zu spielen. Wir verbringen viel Zeit, ihr Wasser zu geben, wir zwingen sie quasi, aber sie wehrt die Flasche ab. Ich habe es mit natürlichen und selbstgemachten Säften versucht, aber die will sie auch nicht. [...] Wie kann ich sie anregen und es ihr schmackhaft und notwendig machen, Wasser zu trinken?

Tja, leider gar nicht. Tut mir Leid, aber es gibt keine Möglichkeit, es einem Baby klar zu machen, es müsse Wasser trinken. Wenn es Wasser braucht, wird es trinken und wenn es nicht trinkt, dann eben, weil es kein Wasser braucht, Punkt.

Gut, es gäbe eine Möglichkeit. Wenn Sie ihm einige Löffel reines Salz geben und es schaffen, dass es das schluckt, dann wird es Wasser benötigen. Aber das ist eine sehr, sehr gefährliche Methode und daher wird glücklicherweise niemand auf die Idee kommen, so etwas zu machen.

Kinder, die ausschließlich und nach Bedarf gestillt werden, brauchen kein Wasser, es sei denn sie hätten hohes Fieber oder schweren Durchfall (in diesen Fällen muss man sie oft stillen und kann ihnen dann zusätzlich nach dem Stillen etwas Wasser anbieten). Es wurden Studien sogar bei Beduinen in der Wüste gemacht und auch dort brauchen die gestillten Babys kein Wasser.

Kinder, die nur die Flasche bekommen – korrekt zubereitet und nach Bedarf – brauchen ebenfalls kein Wasser. Es ist unglaublich, wie viele Leute, einschließlich Fachpersonal, es dennoch glauben. In der Tat: wenn die Experten sagen, ein Messbecher Pulver auf 30 ml Wasser, dann aus gutem Grund. Wenn Babys mehr Wasser bräuchten, könnten sie sagen, ein Messbecher auf 40 ml Wasser.

Kinder, die beginnen, andere Nahrungsmittel zu essen: Wenn es sich ergibt, dass das, was sie essen, Obst oder Gemüse ist, brauchen sie aller Wahrscheinlichkeit nach noch weniger Wasser als vorher. Wenn sie dann beginnen, eine ausreichende Menge von salzigeren oder trockeneren Nahrungsmitteln (Huhn, Brot oder Kekse) zu essen, werden sie beginnen, Durst zu haben.

Daher können Sie für alle Fälle ab dem Moment, in dem Sie mit anderen Nahrungsmitteln beginnen, auch beginnen, Wasser anzubieten, am besten aus einem Becher (Stillkinder ziehen einen Becher einer Flasche vor und auch für Flaschenkinder ist es durchaus angebracht zu lernen, aus einem Becher zu trinken).

Wenn aber Ihr Kind das Wasser ablehnt, insistieren Sie in keiner Weise. Es weiß genau, wann es trinken muss, darüber gibt es nicht den geringsten Zweifel.

Und, vor allem, zum Trinken nur Wasser. Keine Säfte, keine Tees, kein Wasser mit Zucker, nichts außer Wasser. Das gewohnheitsmäßige Trinken von Säften und Erfrischungsgetränken ist eine der Ursachen für die Epidemie kindlichen und jugendlichen Übergewichtes, die uns heimsucht.

Obst ist sehr gesund, aber Säfte nicht. Es ist nicht so, dass industriell hergestellte Säfte schlecht seien, nein. Auch wenn Sie Saft zu Hause zubereiten, sollte er nicht übermäßig getrunken werden. Das Problem ist, dass ein Glas Saft zwei oder drei Orangen entspricht. Niemand isst so viele Orangen in Stücken auf ein Mal. Aber es ist so leicht, ein ganzes Glas auszutrinken oder gar noch eins und einige Kinder trinken mehr als einen Liter Saft am Tag. Bei kleinen Kindern ist dann der Magen mit Saft voll, so dass sie nichts anderes mehr essen können. Bei größeren Kindern ist es dann das Gegenteil: Ihr Magen ist größer, so dass er zusätzlich zum Saft noch all das aufnimmt, was sie essen müssen und das führt dann zu Übergewicht. Und in jedem Alter kann ein Übermaß an natürlichem Fruchtzucker chronische Diarrhoe verursachen. Aus all diesen Gründen empfiehlt die Amerikanische Akademie für Pädiatrie (AAP[37]) keinen Saft vor dem sechsten Monat zu geben. Und zwischen dem ersten und dem sechsten Lebensjahr sollte der maximale Konsum (der **maximale**, denn sie brauchen eigentlich gar keinen) bei 110 bis 170 ml pro Tag liegen (ein halbes Glas, nicht sehr voll); und zwischen dem siebenten und achtzehnten Lebensjahr liegt die Obergrenze beim Doppelten. Kurz gesagt: Für ein Fest natürlich lieber Saft als Erfrischungsgetränke, aber für den Alltag Wasser.

Was die Instant-Teegetränke für Babys angeht, so ist es eine Schande, dass sie nicht vom Markt genommen werden. Sie bestehen zu gut 95% aus Zucker, für gewöhnlich Glukose (Dextrose) und manchmal Sacharose (Haushaltszucker), zum unglaublichen Preis von ungefähr 40 Euro pro Kilo. Wenn Sie Ihrem Kind jeden Tag die Menge von diesen Teegetränken gäben, wie sie das Etikett empfiehlt, hätte Ihr Kind nach Jahresfrist mehr als 7 kg reinen Zucker verzehrt, die Sie mehr als 300 Euro gekostet haben würden. Wenn Babys Tee bräuchten (den sie nicht brauchen), wäre es besser, ihn zu Hause zuzubereiten, ohne Zucker; und wenn sie Zucker bräuchten (den sie ebenso wenig brauchen), können Sie den im Supermarkt um die Ecke 40 Mal billiger kaufen.

Warum bricht mein Kind so oft?

Ich bin eine verzweifelte Mutter von 24 Jahren. Ich habe eine 11 Monate alte Tochter, die immer ein schlechter Esser war, und als ob das nicht genug wäre, erbricht sie auch noch häufig. Als sie klein war, sagte mir der Kinderarzt, sie habe die Refluxkrankheit und ersetzte die Brust durch eine Antirefluxmilch... aber jetzt ist es zu viel, von den vier Mahlzeiten erbricht sie zwei. Man sagte mir, es läge daran, weil ich ihr zu viel gäbe, aber beim fünften Löffel bricht sie schon. Alles löst bei ihr Magenkrämpfe aus, sie will nichts Festes wie Kekse, denn ein etwas größeres Stückchen führt bei ihr schon zum Erbrechen. Ich habe ausprobiert, das Essen sorgfältig zu zerkleinern, vergeblich, sie bricht weiterhin; sogar Milch erbricht sie. Ich gebe ihr jetzt zum Mittagessen das kleinste Gläschen Babykost, das es gibt, und sie erbricht es mir genauso... Man hat mehrere Urinanalysen bei ihr gemacht und sie untersucht und gesagt, alles sei in Ordnung. Aber mir scheint es unmöglich, dass sie nie Hunger hat und womöglich den ganzen Tag nichts isst.

Das ist wirklich ein Kreuz, ich genieße das Zusammensein mit meiner Tochter nicht einmal wie andere Mütter, denn die Sorgen quälen mich ständig. Wie lange wird das so weitergehen?

Die Sorge von Manuela ist gut verständlich. Sie erzählt uns nicht, wie viel ihre Tochter wiegt, aber sie scheint Normalgewicht zu haben, denn »man hat sie untersucht und gesagt, alles sei in Ordnung«. Das heißt, auch wenn Manuela meint, ihre Tochter habe extrem wenig gegessen, hat sie offensichtlich zu viel gegessen. Denn sogar, wenn man alles abzieht, was sie erbrochen hat, hat sie genug Nahrung erhalten, um sich angemessen zu entwickeln und nicht krank zu werden.

Alle Babys spucken und würgen, einige nur wenig und andere viel. Wir Ärzte nennen das »gastroösophagealen Reflux«, d.h. das Essen, das im Magen war, kommt wieder hoch. In der großen

Mehrheit der Fälle (wenn das Kind kein Gewicht verliert oder Blut erbricht oder dergleichen) handelt es sich um etwas ganz Normales. Bei Babys ist der Magenmund offen und das Essen kommt heraus. Im Alter von etwa einem Jahr schließt er sich langsam, und sie hören auf zu brechen.

Es sei denn, natürlich, man zwingt sie zum Essen. Wie bereits erklärt, bricht ein Kind, wenn man versucht, es dazu zu bringen, übermäßig viel zu essen. Es kann nicht anders.

Und wenn wir Vegetarier sind?

Sowohl Kinder als auch Erwachsene können vortrefflich von lacto-ovo-vegetarischer Kost[24] leben.

Streng vegetarische Kost (ohne Eier und Milch) kann für ein Kind dann geeignet sein, wenn es zwei oder drei Jahre lang gestillt wird und unter der Voraussetzung, dass die verschiedenen Lebensmittel nach allen Regeln der Kunst zusammengestellt werden. Es würde den Rahmen dieses Buches sprengen, dies in allen Einzelheiten zu erläutern; ohne fundierte Kenntnisse über Ernährung ist es unvernünftig, eine streng vegetarische Kostform zu befolgen (und erst recht, ein kleines Kind dazu zu veranlassen).

Die makrobiotische Kost ist eine progressive Ernährungsform, die in dem Maße, in dem sie sich der »Vervollkommnung« nähert, immer restriktiver wird. Es ist eine ungeeignete Kost für Kinder und auch für Schwangere und stillende Mütter. Bei gestillten Kindern, deren Mütter eine makrobiotische Diät einhielten, hat man Fälle schweren Vitamin B_{12} Mangels beobachtet.

Werden ihm keine Vitamine fehlen?

Nein. Wenn Sie Ihrem Kind eine geeignete Kost anbieten, wird Ihr Kind alles aufnehmen, was es braucht, auch wenn es noch so wenig isst.

Wenn seine Diät nur aus Chips und Bonbons bestünde, würde es wahrscheinlich schon Vitaminmangel bekommen, aber Ihr Kind ist noch zu klein, um sich diese Dinge zu kaufen; es kann nur das essen, was ihm seine Eltern geben.

Warum will es nichts Neues probieren?

Ich mache mir große Sorgen um meinen fast 3 Jahre alten Sohn, weil er noch nie neue Lebensmittel probieren wollte.

Auf dieser Welt gibt es viele Pflanzen und einige Tiere, die giftig sind. Einer der Schutzmechanismen, die uns Lebewesen vor Unfällen bewahren, besteht in einer Vorliebe für bekannte Lebensmittel und einer anfänglichen Ablehnung neuer Nahrungsmittel.

Mein Kind ist 15 Monate alt. Früher wollt er immer alles probieren, was er sah, aber im Moment isst er nur, was er schon probiert hat. Neues nimmt er nicht mal in den Mund.

Kann es einen besseren Schutz geben als das zu essen, was die Eltern aßen? Man hat bewiesen, dass die Tiere durch die Muttermilch den Geschmack der Lebensmittel zu schätzen lernen, die ihre Mutter zu sich nimmt. Wenn also gesäugte Schafe ausgewachsen sind, fressen sie bevorzugt die gleiche Art Kräuter, die ihre Mütter fraßen; künstlich ernährte Schafe zeigen dagegen keine solchen Vorlieben. Auch wenn man ein vergleichbares Experiment nicht durchführen konnte, vermutet man, dass es Kindern ebenso geht. Vielleicht trägt dies auch dazu bei, dass Brustkinder die Beikost ablehnen: sie mögen weder Getreide mit Vanillegeschmack noch Obstbrei aus verschiedenen Früchten, weil dies keine Speisen sind, die ihre Mutter üblicherweise isst. Im Gegensatz dazu werden Happen vom Teller ihrer Mutter normalerweise gerne genommen (und verlangt!).

Die Ablehnung der neuen Lebensmittel ist also völlig normal für alle Kinder, besonders, wenn sie den Geschmack nicht zuvor durch die Muttermilch kennen gelernt haben. Man braucht sie niemals zu zwingen, etwas Neues zu essen (das würde Widerwillen auslösen); aber es ist auch nicht erforderlich, das fragliche Lebensmittel ganz von unserem Speiseplan zu streichen. Man hat bewiesen, dass Kinder viele (aber natürlich nicht alle) Lebensmittel schließlich akzeptieren, wenn man sie ihnen regelmäßig (ohne Zwang!) anbietet und sie sehen, dass ihre Eltern sie essen.

Sollte es sich nicht daran gewöhnen, von allem etwas zu essen?

Wann haben Sie das letzte Mal an einem Hochzeitsbankett teilgenommen? Erinnern Sie sich noch an die Speisen?

In fast allen Restaurants bereitet man für die Kinder separat Speisen zu. Während die Erwachsenen erlesene und exotische Salate oder Fische und Meerestiere mit originellen Soßen genießen, essen die Kinder vom »Kindermenü«, das fast immer aus Spaghetti mit Tomatensoße und Hähnchen mit Pommes Frites besteht. Ich habe noch nie erlebt, dass jemand vom Erwachsenentisch (nicht einmal einer der Jüngsten, die gerade eben das Recht erworben haben, daran teilzuhaben) dem Kellner gesagt hätte: »Das schmeckt mir nicht; könnten Sie mir nicht Spaghetti und Hähnchen bringen?«

Übrigens essen die Kinder normalerweise richtig gut, denn keiner ist da, der Zwang ausübt. Und die Erwachsenen essen Speisen, die sie nie im Leben vorher probiert haben, ohne sich zu beklagen oder auch nur die Miene zu verziehen, und sagen normalerweise, es sei köstlich.

Natürlich wissen die Profis in der Gastronomie, nachdem sie Tausende von Kindern und Erwachsenen haben essen sehen, dass es unmöglich ist, ein Kind dazu zu bringen, »von allem« etwas zu essen. Sie wissen auch, dass Erwachsene sehr wohl »von allem« (oder fast allem) etwas essen, auch wenn sie sich als Kind vorwiegend von Spaghetti ernährt haben.

Folgen Sie ihrem Beispiel und machen Sie sich um dieses Thema keine Sorgen. Ihr Kind wird von allem essen (zumindest von allem, was es zuhause gibt), wenn es in das entsprechende Alter kommt. Bis dahin ist der Versuch, Ihr Kind zum Essen eines bestimmten Lebensmittels zu zwingen, der beste Weg, bei ihm Widerwillen dagegen hervorzurufen.

Übrigens nehmen viele Kinder im Alter von 2 Jahren eine große Vielzahl Lebensmittel an, werden dann aber später zimperlicher. Vom 4. oder 5. Lebensjahr bis zur Pubertät scheinen einige Kinder immer dasselbe zu wollen: Tomatenreis, Spaghetti, Pommes Frites und Brot mit Nutella und dann dasselbe noch einmal von vorne.

Essen Sie übrigens alles? In jeder Kultur gibt es Lebensmittel, die man üblicherweise isst und andere, die man nicht isst. Ich würde verschiedene Lebensmittel nie im Leben probieren, die man in meiner Heimat für sehr gut essbar hält, wie z.b. Schnecken oder Schweinshaxen, geschweige denn Ameisen oder Hundefilet, die in anderen Ländern als normale Lebensmittel angesehen werden. Wenn man mich in einem solchen Hause zum Essen einlüde, würde man denken, dass ich sehr schlecht erzogen bin, denn ich esse nicht alles.

Und wie ist es bei niedrigem Geburtsgewicht?

Meine 5 Monate alte Tochter ist eine Frühgeburt; die Geburt wurde in der 36. Woche wegen eines verzögerten intrauterinen Wachstums eingeleitet. Bei ihrer Geburt wog sie 1,950 kg, jetzt beträgt ihr Gewicht 5,800 kg. (...) das Mädchen aß, dass es eine Freude war, wollte immer mehr, und ich erschrak beinahe, wie schnell die Flaschen leer wurden. Doch seit Vollendung des 2. Lebensmonats hat meine Tochter angefangen, jeden Tag immer ein wenig bei jeder Mahlzeit übrig zu lassen. So ist es auch jetzt noch. Sie trinkt vier Flaschen am Tag mit einer Gesamtmenge von 480 ml Milch. Jedem Flasche füge ich zwei kleine Löffel Getreide hinzu.

Das verzögerte intrauterine Wachstum beruht im Allgemeinen auf einem Problem z.B. der Plazenta, das verhindert, dass sich das Ungeborene normal ernährt. Deshalb wurde bei Silvia die Geburt eingeleitet: damit ihre Tochter essen und das fehlende Gewicht aufholen kann. Und das tat sie: sie hatte »aufgesparten Hunger« und aß wie ein hungriger Bär, bis sich ihr Gewicht normalisiert hatte. Dies ist wieder ein brillanter Beweis dafür, dass Kinder essen, was sie brauchen. Nachdem sie das Ziel erreicht hatte, aß sie wieder normal (zur Verzweiflung von Silvia, die mit dieser Veränderung nicht gerechnet hatte).

Nicht alle Kinder mit niedrigem Geburtsgewicht holen so schnell auf. Je nachdem, was das Problem verursachte, kann es sein, dass ein Kind jahrelang weiterhin wenig isst und langsam wächst.

Frühgeborene oder Kinder mit geringem Geburtsgewicht haben geringere Eisenreserven und es ist möglich, dass sie Eisentropfen nehmen müssen. Fragen Sie Ihren Kinderarzt.

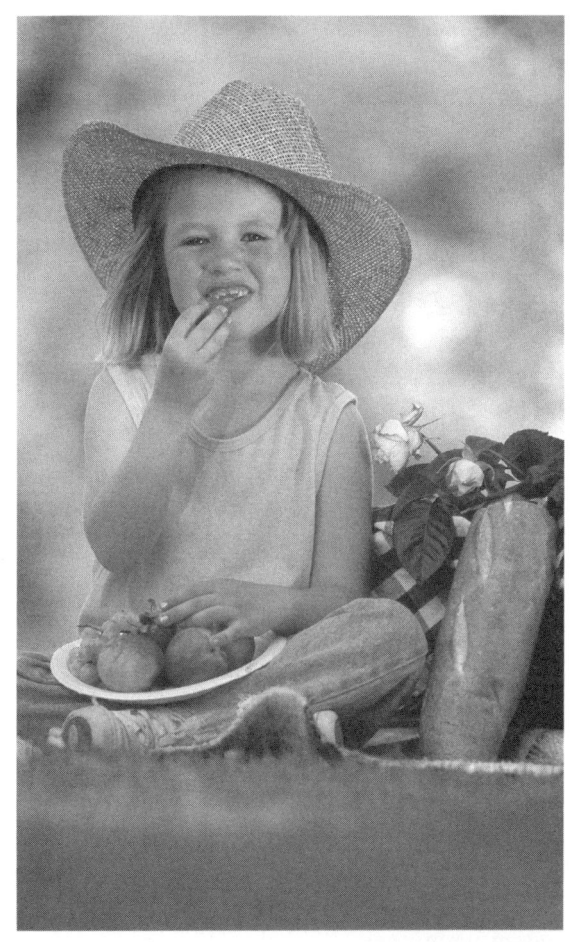

**Muss man
das Kind
nicht an
Regel-
mäßigkeit
gewöhnen?**

Halten Sie sich an einen Stundenplan? Essen Sie sonntags zur gleichen Zeit Mittagessen und Abendessen wie mittwochs? Wenn Sie ein Spiel oder ein Film im Fernsehen interessiert, verschieben Sie dann nicht auch das Abendessen? Und wie ist es, wenn Sie ins Theater gehen oder auswärts essen?

Die regelmäßigen Essenszeiten sind einer der seltsamsten Mythen unserer Kultur. In Wahrheit hält niemand feste Essenszeiten ein. Es ist nicht nötig, zu festen Zeiten zu essen, um gesund zu sein, noch um eine gute Verdauung zu haben, noch für sonst etwas. Hier verstrickt sich die »Volksweisheit« in Widersprüche: Für die einen ist es zum Beispiel gefährlich, mit vollem Magen, ehe das Essen verdaut ist, ins Bett zu gehen, während andere dagegen gerade dazu raten werden, Ihr Kind mit viel Brei voll zu stopfen, bevor Sie es zum Schlafen legen, damit es die ganze Nacht durchschläft.

Nur wenn wir arbeiten, müssen wir uns anpassen und vorher oder nachher essen. Aus genau diesem Grunde wird Ihr Kind sich beim Essen an einen Stundenplan halten, sobald es in die Schule kommt: Es wird seine Milch trinken, bevor es das Haus verlässt, in der Pause sein belegtes Brötchen essen, das Mittagessen nach dem Vormittagsunterricht und eine Zwischenmahlzeit nach dem Nachmittagsunterricht einzunehmen. Oder glauben Sie etwa, wenn Sie Ihrem Sohn nicht zur festgelegten Zeit seinen Brei geben, wird er solch eine »Rhythmusverschiebung« erleiden, dass er sich mit 12 Jahren eine Schüssel Spaghetti mitnehmen wird, um sie während des Mathematikunterrichtes zu verspeisen?

Ist es schlecht, außerhalb der Mahlzeiten zu essen?

Das ist nur eine Erweiterung des obigen Mythos. Das Essen hat keine »Zeiten« und deshalb gibt es auch kein Essen »außerhalb der Zeit«.

Tiere fressen nicht zu festen Zeiten. Die großen Raubtiere fressen in großen Zeitabständen riesige Mengen; aber sie tun dies nicht zu festgelegten Zeiten, sondern zufällig, wenn es ihnen gelungen ist, Beute zu erlegen. Die Pflanzenfresser und Insektenfresser verbringen den lieben langen Tag mit Fressen, wann immer sie etwas finden, was sie sich ins Maul stecken können, es sei denn, sie sind gerade satt.

Verschiedene wissenschaftliche Studien weisen in der Tat darauf hin, dass es nicht nur unschädlich für die Gesundheit, sondern wahrscheinlich sogar besser ist, häufig kleinere Mengen zu essen als weit auseinanderliegende große Mahlzeiten, wie es üblich ist.[2] Im Labor setzen die Ratten, die nur wenige große Mahlzeiten pro Tag erhalten, mehr Körperfett an als die Ratten, die man fressen lässt, wann sie wollen, auch wenn sie die gleiche Anzahl Kalorien zu sich nehmen. Sie stellen auch mehr Cholesterol her, und ihr Magen vergrößert sich. Das heißt, ihr Organismus reagiert auf die Gefahr, keine Nahrung zu bekommen, wenn sie gebraucht wird, indem er seine Fähigkeit erweitert, in guten Zeiten großen Reserven anzulegen.

Menschen, die »zu festen Zeiten« (seltene, aber große Mahlzeiten) essen, haben mehr Cholesterol und weniger Glukosetoleranz als diejenigen, die »Spatzenportionen« (häufige, aber kleine Mahlzeiten) zu sich nehmen. Deshalb empfiehlt man Diabetikern, ihre Speisen auf fünf oder sechs Mahlzeiten zu verteilen.

Aus demselben Grund scheint es kein Vorteil für den Stoffwechsel[2] des Babys zu sein, die ganze Nacht ohne Essen zu verbringen. Auch wenn ein Kind theoretisch tagsüber mehr essen könnte und dann die ganze Nacht ohne Nahrung auskäme, ist es wahrscheinlich besser, wenn seine Mahlzeiten mehr verteilt sind. Wenn Babys also nachts nach der Brust verlangen, hat man das nicht als »Unart« zu betrachten, sondern als ein Bedürfnis.

Wie viele Stunden kann ein Kind ohne Nahrung sein?

Ich frage mich, bis zu welchem Alter ich meine 8 Monate alte Tochter noch wecken muss, um ihr zu Essen zu geben, da der Kinderarzt mir gesagt hat, ich darf sie nicht länger als 10 Stunden ohne Nahrung lassen, weil sonst der Blutzuckerspiegel zu stark abfallen kann.

Die Neugeborenen verlieren Gewicht, und je seltener sie gestillt werden, desto mehr nehmen sie ab. Manchmal geraten sie in einen Teufelskreis: Sie verlieren so viel Gewicht, dass sie zu schwach sind, um zu schreien, und wer nicht schreit, wird nicht gestillt... Darum ist es vernünftig, einem Neugeborenen mindestens alle 4 Stunden die Brust zu geben, auch wenn es sie nicht fordert. Das gleiche gilt für Kinder jeden Alters, wenn sie krank sind oder Gewicht verlieren: es kann zweckmäßig sein, häufiger Essen anzubieten, aber stets ohne Zwang.

Es ist aber nicht nötig, ein gesundes Kind, das regelmäßig zunimmt, zum Essen aufzuwecken – es sei denn, die Mutter hätte das Bedürfnis, es zu stillen, z.B. weil ihre Brust zu stark anschwillt oder sie gleich aus dem Haus muss.

Wie viel Zeit muss zwischen Essen und Bad vergehen?

Die sogenannte »Unterbrechung der Verdauung« gibt es nicht. Es passiert absolut nichts, wenn man nach dem Essen nass wird. Jeden Sommer berichten die (spanischen – Anm. d. Übers.) Medien davon, irgendein Badender sei durch »Unterbrechung der Verdauung« gestorben. Das stimmt nicht. Sie sind alle ertrunken. Wenn man es sehr genau nimmt, können sich einige Leute nach einer sehr reichhaltigen Mahlzeit schwer und müde fühlen, und das könnte zu einem Unfall beiragen, wenn sie so unvernünftig sind, zu weit hinauszuschwimmen. Aber in Strandnähe besteht absolut keine Gefahr und noch weniger daheim in der Badewanne. Sie können Ihr Kind direkt nach dem Essen baden.

In der Ganztagsschule isst mein Kind, zuhause nicht – warum?

Kinder benehmen sich normalerweise bei Fremden »besser« als bei ihren Eltern. Wir können kaum unser Erstaunen verbergen, wenn die Lehrerin uns versichert, dass unser Kind in der Schule seine Sachen aufräumt und sich die Jacke selbst zuknöpft... Die Neider werden Ihnen sagen, es hielte Sie zum besten, aber lassen Sie sich nicht täuschen: in Wahrheit ist das ein Liebesbeweis.

Erstens machen wir es alle so. Tolerieren Sie bei Ihrem Chef nicht auch Verhaltensweisen, die Sie bei Ihrem Ehepartner nicht tolerieren würden? Es ist eine Frage des Vertrauens. Gott behüte, dass Ihre Kinder nicht den Unterschied zwischen der Schule und ihrem wahrem Zuhause spüren.

Und Sie, lieber Vater, der Sie auch dieses Buch lesen, wo haben Sie mehr gehorcht, weniger geklagt, früher das Bett gemacht, Ihre Wäsche sorgfältiger gefaltet, mehr gefegt und gescheuert – zuhause oder beim Militär? Wollen Sie Ihre Militärzeit gerne noch einmal erleben? Liebten Sie den Feldwebel mehr als Ihre Mutter?

Zurück zum Thema Essen. Man muss zwischen der Nahrungs-menge und den Tischmanieren eines Kindes unterscheiden – ob es schnell isst, ohne zu spielen, ohne zu kleckern, ohne dabei vom Stuhl aufzustehen ... Es ist logisch, dass Ihr Kind in der Schule, wo es sich kontrolliert fühlt, mit besseren Tischmanieren isst als zuhause, wo es sich geborgen und geliebt fühlt. Aber die Menge, das Essen oder das Nichtessen, ist eine andere Angelegenheit, und für den Unterschied gibt es meist einen einfachen Grund: im Hort wird es nicht zum Essen gezwungen.

Niemals darf man ein Kind zum Essen zwingen, unter anderem deshalb, weil Kinder umso weniger essen, je mehr Druck man auf sie ausübt. Und in der Schule wird man ein Kind kaum zum Essen zwingen können, selbst wenn man wollte, denn eine einzige »Kinderfrau« ist während der Mahlzeit für zehn oder mehr Kinder zuständig. Da bleibt schlicht und einfach keine Zeit, um stundenlang auf jemanden einzureden oder mit dem Löffel Flugzeug zu spielen; wer nicht zugereift, isst nicht. Und natürlich greifen sie zu.

Es gibt Ausnahmen. Einige Kinder essen in der Schule sogar noch weniger. Das liegt dann normalerweise daran, dass man dort noch mehr Druck ausübt. Unglaublicherweise gelingt es einigen Geistesgestörten, die Zeit zu finden, um einige Kinder zum Essen zu zwingen. Da ihnen die Liebe fehlt, die eine wahre Mutter zur Mäßigung ihres Verhaltens bewegt, zeigen sie manchmal außerordentliche Grausamkeit. Ich habe Kinder gesehen, die man dazu gezwungen hat, ihr Erbrochenes zu essen. Überhören Sie nie die Klagen Ihrer Kinder, sei es aus diesem oder anderen Gründen; ein Kind, das sich vor der Schule fürchtet, hat dazu möglicherweise mehr als genug Anlass.

Wenn Ihr Kind Opfer von Misshandlungen ist, sei es im Zusammenhang mit dem Essen oder irgendetwas sonst, bringen Sie es schnell in Sicherheit und erstatten Sie Anzeige. Wenn man Ihr Kind zum Essen zwingt, aber die Sache nicht so extreme Formen annimmt, versuchen Sie, mit den Verantwortlichen von Schule oder Hort zu sprechen, um sie davon zu überzeugen, die Kinder nicht zum Essen zu zwingen. Wenn vernünftige Argumente nichts fruchten, zögern Sie nicht, notfalls auf eine Zwecklüge zurückzugreifen wie z.B. »Antons Magenmund ist noch offen und der Arzt hat gesagt, wir dürfen ihn um nichts in der Welt zum Essen zwingen, weil es sonst passieren kann, dass er bricht und das Erbrochene in die Lunge kommt«. Das dürfte genügen, um einen angemessenen Respekt einzuflößen.

Die folgenden drei Abschnitte sind für jene Kinder, die einen besonderen Widerwillen gegen ein bestimmtes Lebensmittel empfinden.

Vor einigen Jahren ereignete sich in einem spanischen Krankenhaus ein sehr tragischer Vorfall. Ein Kleinkind mit einer Milchallergie war aus anderen Gründen im Krankenhaus eingeliefert worden und starb dort, weil es Joghurt zu essen bekam. Die Allergie war im Krankenblatt vermerkt, und das Kind war trotz seines geringen Alters von seinen Eltern sorgfältig unterwiesen worden, sich zu weigern, irgendein Milchprodukt zu sich zu nehmen; trotz alledem flößte man ihm mit Gewalt den Joghurt ein.

Ich kann mir die Szene vorstellen. Das Kind schreit, weint, schließt den Mund, erklärt, dass es keinen Joghurt isst, dass es keinen Joghurt essen kann. Vielleicht sagt jemand: »Dieser Junge ist schlecht erzogen, seine Mutter erlaubt ihm alles und er hält sie zum besten. Bring mir den Joghurt her und du wirst sehen, ob er ihn isst oder nicht.«

Dieser Fall müsste genügen, damit niemand, weder im Krankenhaus noch in der Schule, es wagen dürfte, irgendein Kind zum Essen zu zwingen. Leider scheint es, als hätte man den Fall völlig vergessen, obwohl er damals in aller Munde war. Natürlich sind nicht alle Kinder, die sich weigern, ein bestimmtes Lebensmittel zu essen, darauf allergisch oder ernsthaft gefährdet; aber sie werden ihre Gründe haben und verdienen Achtung. Wenn Sie merken, dass es Ihnen nicht gelingt, mit guten Worten diese Achtung von Seiten der Schule zu erreichen, dann sollten Sie wiederum keine Skrupel haben zu behaupten, Ihr Kind sei dagegen allergisch.

Dürfen wir zulassen, dass ein Kind seine Meinung durchsetzt?

Im Leben kommt es häufig vor, dass zwei Menschen über irgendeine Angelegenheit verschiedener Ansicht sind. In diesen Fällen müssen unsere Kinder lernen, sich angemessen zu verhalten. Sie sollten lernen, ihre Meinung mit Argumenten zu verteidigen und den Argumenten und Meinungen der anderen mit Achtung zuzuhören. Dem, der Recht hat, sollten sie auch Recht geben und

Achtung dann verlangen, wenn das Recht auf ihrer Seite ist. Sie sollten auch lernen, ohne Gesichtsverlust nachzugeben und zufriedenstellende Kompromisse zu schließen.

In wenigen Fachbereichen findet man eine so große Schar von Experten, von denen, die Bücher schreiben bis zu jenen, denen wir im Fahrstuhl begegnen. Sie beharren bedauerlicherweise darauf, vor Kindern sei es unentbehrlich, die Autorität zu wahren. Wer einmal nachgebe, habe verloren; es müsse wenige Regeln geben, diese seien aber unumstößlich (eine andere Version bevorzugt viele, aber ebenso unumstößliche Regeln). Wer einem Kind das gibt, was es mit Geschrei und Weinen erbittet, »belohne« dieses Verhalten und werde es daher dazu veranlassen, noch mehr zu weinen und zu schreien....

Warum besitzen nur Eltern diese absolute Macht? Wir erwarten, dass Unternehmer auf die Proteste der Arbeiter hören. Wir erwarten, dass die Gesetze nicht der Willkür eines Tyrannen entspringen, sondern aus einem demokratischen Konsens hervorgehen. Sogar gegen die Urteile der Richter kann man Rechtsmittel einlegen und Einwendungen vorbringen. Verlieren die Richter vielleicht ihre Autorität, wenn der Revisionskläger »seine Meinung durchsetzt«?

Wir müssen uns fragen, welche Art Kinder wir erziehen möchten: Sollen aus ihnen Menschen werden, die verantwortungsbewusst, verständnisvoll, dialogfähig, selbstbewusst und ihren Überzeugungen treu sind, oder unterwürfige und gehorsame Erwachsene? Je nachdem, wie unsere Antwort ausfällt, müssen wir uns wirklich fragen: können wir es uns überhaupt leisten, unsere Kinder nicht selbst entscheiden zu lassen... insbesondere, wenn sie Recht haben?

Warum isst mein Kind weniger als das der Nachbarin?

Und wenn das Kind Ihrer Nachbarin gut isst? Na und? Ist Ihr Kind nicht hübscher? Und viel schlauer? Dann lassen Sie doch Ihre Nachbarin sich mit der Essensfrage trösten...

Es gibt viele Gründe, die dazu führen, dass einige Kinder mehr oder weniger essen als andere. Eine Rolle spielen dabei natürlich Alter, Größe, Wachstumsgeschwindigkeit, körperliche Aktivität...

aber auch Faktoren innerhalb des individuellen Stoffwechsels. Wir kennen doch alle Menschen, die »essen wie ein Spatz« und andere, bei denen man »nicht weiß, wo sie das alles unterbringen«.

Ja, die Kinder vieler Nachbarinnen essen mehr, und die Kinder anderer essen weniger als Ihr Kind. Aber manchmal entstehen auch Missverständnisse: Was nennen Sie wenig und was nennt Ihre Nachbarin viel essen?

Eine Freundin von uns beklagte sich bitter darüber, wie wenig ihr Sohn aß. »Er lässt immer den halben Teller voll übrig. Isst Ihr Sohn?« fragte sie beklommen. »Nun ja, er isst«, antworteten wir. Sie schien so besorgt, so überzeugt davon, dass ihr Sohn der einzige auf der Welt sei, der nicht recht isst, dass wir am liebsten eine Zwecklüge gebraucht hätten. (In der Tat antworten wir seit einiger Zeit schon auf diese Art Fragen: »Oh nein, er isst nichts, aber er ist gesund und stark, und nur das ist wichtig.«)

In einem Sommer mieteten wir gemeinsam eine große Ferienwohnung und verbrachten den Urlaub zusammen mit unseren Freunden. Beim Essen schaute unsere Freundin verblüfft auf den Teller, den wir unserem Sohn servierten. »So wenig füllt Ihr ihm auf?« – »Ja.« – »Aber, reicht ihm das denn?« – »Natürlich! Wenn wir ihm mehr auffüllten, könnte er das doch nicht aufessen...« Ihr Gesicht veränderte sich so, wie es wohl bei Archimedes war, als er aus der Badewanne stieg und »heureka!« schrie. Sie leerte schnellstens den Teller ihres Sohnes (sie hatte ihm doppelt so viel aufgefüllt wie wir!). Ihr Sohn aß natürlich alles auf. Mit dem Essen hatte sie seitdem keine Schwierigkeiten mehr.

Warum mag unser Kind nicht mehr das, was es früher gerne aß?

Mit der Zeit ändern sich tatsächlich die Vorlieben der Kinder. Es ist nicht ungewöhnlich, dass ein kleines Mädchen, das immer ein Fan von Bananen zu sein schien, plötzlich mit wehenden Fahnen zur Partei der Apfelesser überwechselt; oder dass der kleine Michael, der stets Milch wie ein Schwamm aufzusaugen schien, anderthalb Jahre lang sich weigert, auch nur einen Tropfen Milch zu sich zu nehmen, und dann vielleicht plötzlich wieder nach Milch zu verlangen... oder auch nicht.

Bis zu welchem Alter muss ich das Kind füttern?

Lange vor ihrem ersten Geburtstag, manchmal schon von ihrem »ersten Brei« an, versuchen die Kinder normalerweise selbständig zu essen. Das ist nicht unbedingt dasselbe wie alleine zu essen, denn wahrscheinlich werden sie nicht wollen, dass ihre Mutter fortgeht, sondern dass sie bei ihnen bleibt und sie bewundert und lobt, wie geschickt sie schon die Erbsen mit ihren Fingerchen fassen können. Wenn man ihnen erlaubt zu üben, werden sie bald völlig selbständig mit den Fingern oder dem Löffel essen und ein Glas zum Mund führen.

Wenn wir aus Ungeduld oder damit es mehr isst, diese ersten Bemühungen um Autonomie ablehnen, kann es leicht geschehen, dass unser Kind die Begeisterung für die Sache verliert und im Alter von etwas über einem Jahr kein Interesse zeigt, selbständig zu essen, weil es doch so bequem ist, gefüttert zu werden.

Es ist nicht schlimm, wenn Sie Ihr Kind daran gewöhnen, nicht selbständig zu essen, vorausgesetzt Sie sind bereit, es ohne zu klagen jahrelang weiterhin zu füttern. Aber es ist unfair, das Kind nicht selbst essen lassen, wenn es das will und nachher verärgert zu reagieren, wenn es sich daran gewöhnt hat, gefüttert zu werden.

Auf alle Fälle darf »füttern« niemals gleichbedeutend sein mit »zum Essen zwingen«. Ganz gleich ob es selbständig isst oder gefüttert wird, der Teller wird abgeräumt, sobald Ihr Kind sagt (oder durch Gesten zeigt): »Ich möchte nicht mehr.«

Es kommt oft vor, das ein (manchmal älteres) Kind, das einwandfrei ohne Hilfe aß, eines Tages darum bittet, gefüttert zu werden. Mag sein, dass es sich nicht wohl fühlt, oder eifersüchtig ist, oder es sich einfach falsche Vorstellungen davon macht. Es so zu verwöhnen kann nicht schaden. Sehen Sie es als ein Zeichen der Zuneigung, erlauben Sie den Neidern nicht, Ihnen einzureden, Ihr Kind »hielte Sie zum besten« oder »falle auf eine frühere Entwicklungsstufe zurück«. Im Gegenteil, es handelt sich um eine völlig normale Verhaltensweise, wie der hervorragenden Kinderpsychiater John Bowlby[25] andeutet:

> *Das ist sogar in der Welt der Vögel so. Die jungen Finken, die bereits ausreichend in der Lage sind, sich selbst zu ernähren, fangen manchmal an, auf kindliche Weise um Futter zu betteln, wenn sie ihre Eltern sehen.*

Wie viele Kalorien braucht mein Kind?

Wenn irgendwo in diesem Buche von Kalorien die Rede war, dann nur im Sinne eines Beispiels. Ich musste diese Daten in einem Buch heraussuchen, das ich nie zuvor – weder als Vater noch als Kinderarzt – zu Rate gezogen hatte. Für Wissenschaftler und Forscher oder auch für ganz spezielle Fälle wie den eines Patienten im Koma, den man mit einer Sonde ernährt, kann es nützlich sein, den Kalorienbedarf von Kindern und Erwachsenen zu kennen. Für die Ernährung eines gesunden Kindes ist dieses Wissen jedoch von keinerlei Nutzen.

Erstens sind die Bedürfnisse der Kinder wie die der Erwachsenen ungeheuer unterschiedlich. Sie variieren mit Alter und Gewicht des Kindes, aber auch gleichaltrige Kinder mit dem gleichen Gewicht können ganz unterschiedliche Nahrungsmengen zu sich nehmen. Die Bedürfnisse schwanken auch von einem Tag zum anderen. Was nützt es Ihnen zu wissen –, dass Ihre Tochter zwischen 84,2 und 120,8 kcal pro Kilogramm Körpergewicht am Tag braucht? (Ja, da ist ein Unterschied von fast 50 Prozent; das sind tatsächliche Daten für künstlich ernährte Mädchen zwischen ihrem 56. und 83. Lebenstag)[2]. Der wirkliche Bedarf Ihrer Tochter könnte an jedem Punkt dieses breiten Spektrums liegen, sogar etwas darunter oder darüber. Ihre Tochter dagegen weiß ganz genau, was sie braucht.

Zweitens könnten Sie, selbst wenn es möglich wäre (was es nicht ist) den genauen Kalorienbedarf Ihrer Tochter zu kennen, nicht wissen, ob sie diese Kalorien schon aufgenommen hat oder nicht. Sie wissen, wie viele Kalorien ein Becher Joghurt oder ein Vanillepudding enthalten, weil das auf dem Etikett steht und es sich um industriell hergestellte Produkte handelt, die immer gleich sind. Aber wie viele Kalorien enthält ein Teller Spaghetti? Das hängt von der Menge der Soße ab, davon, ob diese Soße mehr oder weniger Fett enthält, ob das Kind noch Brot in die Soße tunkt oder geriebenen Käse über das Essen streut... Bei ihren Experimenten verwenden Wissenschaftler sehr ausgefeilte Methoden, um die aufgenommenen Kalorien zu messen; zu versuchen, zuhause Kalorien zu zählen ist Diät-Fiktion.

Ein gesundes Ernährungs-
verhalten wird durch innere
Impulse gesteuert (Gefühle
von Hunger und Sattheit)
und nicht durch äußere Ein-
wirkung (Druck, Versprechen,
Strafen, Werbung, ...) Die
Fachleute meinen, dass viele Probleme bei Jugendlichen

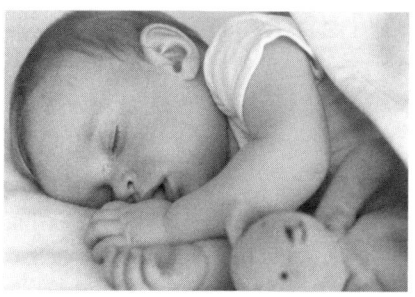

und Erwachsenen wie zum Beispiel übertriebene Diäten oder
zwanghaftes Essen ihren Ursprung darin haben, dass ihnen in
frühester Kindheit beigebracht wurde, aufgrund äußerer Einwir-
kungen zu essen.[11] Machen Sie Ihrem Kind ein Geschenk fürs
ganze Leben: erlauben Sie ihm zu lernen, seinen eigenen Bedürfnissen entsprechend zu essen, und nicht nach einer Kalorientafel.

Er hat leicht reden, aber ich würde gern mal sehen, was dieser Doktor Gonzáles machen würde, wenn seine Kinder nichts essen so wie das meine

Pech gehabt, gute Frau. Sie kommen zu spät, um dies zu sehen,
denn meine Kinder sind schon erwachsen. Ja, sie sind groß geworden, obwohl sie »nichts« gegessen haben. Woher glauben Sie,
weiß ich, dass ein Kind aufstehen kann ohne Frühstück oder ins
Bett gehen kann ohne Abendessen oder den ganzen Tag über nur
einen Joghurt und zwei Kekse essen kann? Woher glauben Sie,
weiß ich, dass einige im Alter von einem Jahr aufhören zu essen
und dass andere keine Beikost essen vor dem zehnten Monat?
Wieso ich mir einbilden könnte, dass Kinder länger als ein Jahr
keine Milch oder keine Bananen probieren können? Warum denken Sie, beharre ich mit Nachdruck darauf, dass all dies normal
ist?

Halt aus dem gleichen Grund, aus dem ich weiß, dass Kinder,
wenn man sie respektiert und nicht zwingt, essen, was sie brauchen und gesund und glücklich heranwachsen.

Nein, ich spreche nicht vom Hören-Sagen. Ich habe es erlebt
und gesehen.

Anhang
Kleiner historischer Abriss

»Mein Kind isst nicht« ist eine so häufige und angstbesetzte Klage, dass der Gedanke nahe liegt, es handele sich um eine uralte Angst der menschlichen Spezies, die seit undenklichen Zeiten besteht, wie die Angst vor Dunkelheit und Wölfen. Vor Jahren glaubte auch ich noch, die Angst der Mütter, dass das Kind nicht isst, habe ihren Ursprung in den vielen Tausend Jahren, in denen Appetitverlust das erste Symptom von Tuberkulose oder einer anderen damals unheilbaren Krankheit war, der Vorbote des Todes.

Doch die Lektüre einiger alter Bücher hat meine Zweifel geweckt. Kann es sein, dass die »Kinder, die nicht essen«, eine relativ moderne Erfindung sind?

Zu der Zeit als Dr. Ulecia y Cardona praktizierte, der 1906 sein Buch »Arte de criar a los niños«[26] (Die Kunst, Kinder aufzuziehen) veröffentlichte, scheinen sich die Mütter nicht beim Kinderarzt darüber beklagt zu haben, dass ihre Kinder nicht aßen. Ganz im Gegenteil, sie waren stolz auf deren guten Appetit ... und brachten damit den Arzt zur Verzweiflung:

Wie oft hört man zufriedene Eltern den Appetit ihres Kindes rühmen, indem sie sagen: »Wenn Sie sehen würden, was es isst ...! Es isst von allem ...!«

Und wie viele hört man nach einiger Zeit über den Verlust ihres Kindes klagen, indem sie sagen: »Der Ärmste! Er aß schon von allem, als er uns wegstarb.« Die Unglücklichen begreifen dabei nicht, dass gerade das der Umstand war, der mehr als alles andere zur Katastrophe beitrug.

Unter den Ernährungsfachleuten dieser Epoche (Dr. Ulecia hatte in Paris bei Dr. Budin studiert, einem der bedeutendsten Kinderärzte seiner Zeit) war gerade die Furcht vor Überfütterung, »einem wirklichen und unverzeihlichen Verbrechen« die am weitesten verbreitete Angst.

Man war sehr vorsichtig mit der Einführung der Beikost. Dr. Ulecia empfiehlt, normalerweise nicht vor dem 12. Lebensmonat, allerfrühestens ab dem 10. Lebensmonat, überhaupt etwas anderes als die Brust zu geben. In diesem Alter fange man mit einer dünnen Suppe aus Wasser und Mehl an und gebe danach die Brust. Der vollständige Ernährungsplan für ein 1-jähriges Kind umfasste:

Zwischen 8 und 9 Uhr früh: eine Stillmahlzeit.

*Um 12 Uhr: eine Suppe aus irgendeinem Mehl (...), **die man auf keinen Fall mit irgendeiner Art Brühe zubereiten darf,** auch wenn sie sorgfältig gesiebt wäre, denn das Fett ist für Kinder in den ersten Monaten nicht günstig.*

*Am Anfang müssen diese Suppen **sehr dünn** sein, später werden sie jedes Mal etwas stärker angedickt (...). Ich bin nicht für Milchsuppen; ich halte es für besser, sie mit Wasser zuzubereiten und nach der Suppe **als Nachtisch** die Brust zu geben (...).*

Um 4 Uhr nachmittags: eine Stillmahlzeit.

Um 7 Uhr abends: 130 g Milch.

Um 11 Uhr nachts: eine Stillmahlzeit.

Nach Mitternacht: wie im vergangenen Monat nur einmal stillen.

Mit 13 oder 14 Monaten empfiehlt Dr. Ulecia, einen Eidotter der Suppe hinzuzufügen und nachmittags eine weitere Suppe, aber ohne Ei zu geben. Mit 15 Monaten soll in jeder Suppe ein Eidotter sein. Mit 16 oder 19 Monaten führt er Brühe, Hülsenfrüchte und (1-mal pro Tag) Kekse ein. Mit 20 oder 21 Monaten wird abgestillt, auch das nächtliche Stillen wird eingestellt, und man erlaubt 3-mal am Tag Kekse. Mit 22 oder 24 Monaten gibt es Schokolade, Fisch oder Hirn.

Im Alter von 3 Jahren werden das ganze Ei und Hühnerfleisch eingeführt. Die Menge Fisch wird angegeben als ein Stück »in der Größe eines 5-Peseten-Stücks oder ein wenig mehr« (diese Münzen waren vor dem Krieg zwar etwas größer, aber hatten nicht mehr als 4 cm Durchmesser). Es gibt 3 Milchmahlzeiten à 100 g (weniger als $^1/_2$ Glas!) am Tag.

Im Alter von $3\,^1/_2$ Jahren führt man das Obst ein:»Man könnte ihm ein paar Weintrauben erlauben.« Das Kind nimmt ja nur 2-mal pro Tag Milch (130–150 g) zu sich.

»Ein kleines bisschen« Gemüse wird ebenso wie Kalbfleisch mit vollen 4 Jahren eingeführt. Obst gibt es »in mäßigen Mengen außer Honigmelone, Wassermelone, Pfirsich ...« und nie am späten Nachmittag oder Abend.

Verstehen Sie jetzt, warum die Kinder damals durchaus aßen? Sie, liebe Leserin, die Sie sich solche Sorgen machen, weil Ihr Kind nicht isst, hätten bei Dr. Ulecia einen derben Verweis geerntet, wenn Sie ihm berichtet hätten, was Ihr Liebling so alles isst. Obst, Gemüse, Fleisch und Fisch vor dem 1. Geburtstag, ganze Gläser voll Milch ... Sie werden es umbringen! (Und für die Beratung hätten Sie dort 10 Peseten bezahlen müssen, was übrigens damals ein kleines Vermögen war). Wenn Ihr Kind das nächste Mal kein Obst essen will, denken Sie daran: Sein Urgroßvater hat erst mit 3 Jahren das erste Obst probiert! Das Problem vom »Kind, das nicht isst«, stammt nun einmal vom Ungleichgewicht zwischen der Erwartung der Eltern und dem, was ein Kind tatsächlich isst. Wahrscheinlich haben Kinder immer ungefähr die gleiche Menge gegessen. Aber im Lauf des 20. Jahrhunderts gab es radikale Veränderungen in den Erwartungen der Mütter (zumindest derjenigen, die zum Kinderarzt gingen oder Bücher lasen). Wenn unsere Tochter heute 3 Bissen Apfel isst, sind wir verzweifelt, weil man uns gesagt hat, sie sollte einen $^1/_2$ Apfel, eine $^1/_2$ Birne, eine $^1/_2$ Banane und eine $^1/_2$ Orange mit Keksen essen. Auch unsere Großmutter aß 3 Bissen vom Apfel, aber unsere Urgroßmutter hütete sich sehr davor, dies dem Kinderarzt zu gestehen ...

Man hat uns oft gesagt, es sei unbedingt erforderlich, unsere Kinder daran zu gewöhnen, von klein auf verschiedene Lebensmittel zu verzehren. Sie würden sonst später zu Leckermäulern, die sich weigern, von allem etwas zu essen. Das stimmt nicht. Unsere Urgroßeltern aßen bis zum 5. Lebensjahr kein »normales Essen« und passten sich dennoch problemlos an die Ernährungsweise der Erwachsenen an, sogar an die berühmte mediterrane Küche ohne Farb- und Konservierungsstoffe. Könnte es nicht umgekehrt sein, dass Obst, Gemüse und Hülsenfrüchte vor 100 Jahren ein lang ersehnter Genuss waren, den wir heute zu einer gefürchteten Tortur gemacht haben?

20 Jahre später, im Jahr 1927, erwähnt Dr. Puig y Roig in seinem Werk »Puericultura«[27] (Säuglingspflege) nicht einmal die Existenz von Appetitlosigkeit im Kindesalter oder Kindern, die nicht essen wollen. Er empfiehlt, die erste Beikost (Brotsuppe mit Knoblauch) im Alter von 6 oder 8 Monaten zu geben. Die Ernährung eines 1-jährigen Kindes wäre:

Um 6 Uhr früh: Brustmahlzeit.
Um 9 Uhr vormittags: Brustmahlzeit.
Um 12 Uhr mittags: salzige Suppe.

Um 4 Uhr nachmittags: Brustmahlzeit.
Um 7 Uhr abends: süße Suppe.
Um 11 Uhr nachts: Brustmahlzeit.

Eine salzige Suppe enthält nur Brot, Salz und Knoblauch. Die süße Suppe besteht aus Hafermehl oder Reismehl und kann Milch enthalten. Leider beschränkt sich das Werk von Dr. Puig auf das erste Lebensjahr und gibt kaum Hinweise zur Einführung der übrigen Lebensmittel.

Wir können jedoch alle Einzelheiten hierzu dem Werk seines Kollegen und Landsmannes Dr. Goday entnehmen, der nur ein Jahr später (1928) das Buch »Alimentació del nen durant la primera infancia«[28] (Die Ernährung im Kleinkindalter) veröffentlichte, dem einzigen hier zitierten, das sich nicht an die Mütter, sondern an die Ärzte richtet. Er erwähnt mit keinem Wort Appetitlosigkeit oder das Problem von den Kindern, »die nicht essen«. Auch er rät dazu, im Alter von 8 Monaten die erste klare Suppe aus Mehl und Wasser zu geben. Für etwa 1-jährige Kinder (zwischen 10 und 15 Monaten) empfiehlt er die folgende Ernährung:

2 Mehlbreie (aus Mehl und Wasser) und 4 Stillmahlzeiten (oder 4 Gläser Milch mit Zucker). Sobald das Kind älter als 1 Jahr ist, kann man versuchen, einem der Breie einen Eidotter hinzuzufügen. Alternativ können wir auch Milchsuppe (aus Milch und Mehl) geben.

Zwischen dem 15. und 18. Lebensmonat werden Kartoffelbrei, Brot, Ei und Teigwaren eingeführt, zwischen dem 18. und 24. Lebensmonat Fleisch und Fisch.

Passierte Gemüse wie Spinat können in kleinen Mengen gegeben werden. Sie haben sehr wenig Nährwert ...
Ab dem Alter von 18 Monaten können Früchte gegeben werden, aber nur gekocht, in Form von Kompott oder Konfitüre. Erst im Lauf des 3. Lebensjahres erlauben wir die Gabe rohen Obstes und zwar in sehr geringen Mengen.

Die Empfehlungen von Dr. Goday sind immer noch weit von den aktuellen Empfehlungen entfernt, obwohl Dr. Ulecia wohl die Haare zu Berge gestanden hätten. (»Gemüse vor dem 2. Lebensjahr! Zum Glück geben sie nur sehr wenig«, hätte der ehrwürdige Greis wohl gedacht.)

In der 4. Auflage seines Werkes »Nocions de puericultura«[29] (Einführung in die Säuglingspflege) veröffentlicht Dr. Roig i Raventós sehr ähnliche Empfehlungen: Die erste Beikost (eine kleine Brotsuppe mit Knoblauch mit anschließendem Stillen) gibt man mit 8, besser mit 10 Monaten. Die Ernährung des 1-Jährigen hat sich kaum geändert:

Um 7 Uhr früh: Brustmahlzeit.
Um 10 Uhr vormittags: Fläschchen.
Um 1 Uhr mittags: salzige Suppe und Brust.
Um 4 Uhr nachmittags: Brustmahlzeit.
Um 7 Uhr abends: süße Suppe und Brust.
Um 10 Uhr abends: Brustmahlzeit.

Die salzige Suppe enthält Wasser, Brot und Knoblauch.

Ab dem 18. Lebensmonat empfiehlt man Butterbrot, Eidotter, Tomatensaft, Traubensaft, Orangensaft, Nudeln und Hülsenfrüchte. Fisch gibt man mit 2 $\frac{1}{2}$ und Huhn mit 3 Jahren.

Auch für Dr. Roig ist die Überfütterung weiterhin die größte Gefahr:

Die meisten Erkrankungen im Kindesalter sind auf ein Übermaß an Nahrung zurückzuführen.

Aus heutiger Sicht war die Beikost, die in den 20er und 30er Jahren von den Experten empfohlen wurde, zwar noch immer sehr spärlich, aber man gab sie etwas früher und etwas reichhaltiger als zu Beginn des Jahrhunderts. Warum? Welche Wirkung hatte dies auf den Appetit der Kinder? Dr. Roig spricht 1932 nicht von Appetitlosigkeit, aber es ist wahrscheinlich, dass der Konflikt schon keimte. Wenn die empfohlenen Mengen weiter zunehmen, ist eine gewisse Anzahl Kinder früher oder später nicht mehr in der Lage, alles aufzuessen.

In der 5., 1936 erschienenen Auflage seines Werkes[30] hat Dr. Roig einige Änderungen vorgenommen. Langsam, aber unerbittlich wird die Gabe der ersten Beikost immer weiter vorverlegt. Der Satz:

Gegen Ende des 2. Halbjahres ist es angebracht, dass das Kleine den salzigen Geschmack kennen lernt (1932)

wurde ersetzt durch den Satz

Im 2. Halbjahr ist es angebracht, dass das Kleine den salzigen Geschmack kennen lernt (1936).

Auch führt man den rohen Fruchtsaft schon ab dem 4. Lebensmonat ein, um dem Skorbut vorzubeugen:

Skorbut kommt bei Kindern vor, die mit sterilisierter, adaptierter Milch aufgezogen wurden, denn die chemische Wissenschaft hat diese Milch, um sie der Muttermilch ähnlicher zu machen, so weit denaturiert, dass die wenigen enthaltenen Vitamine zerstört wurden.

In dem Maß, in dem die Mengen zunehmen, nimmt zweifellos auch die Zahl der Kinder zu, die das nicht alles schaffen. 1936 kommt der Konflikt zum Ausbruch (übrigens nicht der einzige, der in diesem Jahr in Spanien ausbricht; und zweifellos waren beide schon seit Jahrzehnten im Keim vorhanden). Der Konflikt wird offensichtlich, als Dr. Roig am Ende seines Buches 3 Kapitel hinzufügt, die sich mit Abmagerung, Rachitis und Appetitlosigkeit beschäftigen. Letzterem widmet er 2 Seiten:»Der fehlende Appetit bei Kindern gehört zu den Dingen, die am häufigsten Besorgnis in der Familie erregen.«

Schon ist das Bild vollständig: Die Kinder, die nicht essen, und die Mütter, die sich Sorgen machen! Aber in jenen ersten Tagen gab es noch eine Gruppe von Müttern (die heute scheinbar ganz ausgestorben ist), die Dr. Roig ebenso seltsam wie bedrohlich erschien: die Mütter, die sich keine Sorgen machen. Diejenigen, die immer noch das Recht ihres Kindes, nicht zu essen, verteidigen, wobei sie den Expertenrat zurückweisen:

Eine Szene, die sich leider im Sprechzimmer des Kinderarztes immer wieder abspielt ist die folgende: Der Arzt erstellt einen angemessenen Ernährungsplan für diesen Fall und liest ihn der Familie vor. In Gegenwart des Kindes sagt die Mutter anschließend oder manchmal gar vor Beendigung des Vorlesens, indem sie den Arzt unterbricht:»Was Sie da alles empfehlen, wird mein Kind niemals aufessen!« Ihr Kind weiß schon von diesem Moment an, dass seine Starrsinnigkeit, mit der es die Lebensmittel verschmäht, von seiner eigenen Mutter verteidigt wird, die dumm ist und nicht wert, für ihr Kind zu sorgen (...). Vor dem Kind darf man nie die Glaubwürdigkeit eines Vorgesetzen in Frage stellen, erst recht nicht die eines Arztes.

Ein überraschender Satz, umso mehr, wenn man bedenkt, dass er 1936 in katalanischer Sprache und obendrein in einer politisch links eingestellten Umgebung geschrieben wurde.[1] Zum Glück betrachten sich die heutigen Kinderärzte nicht mehr als »Vorgesetzte« der Mutter und meinen auch nicht, eine Mutter, die sich nicht darauf beschränkt, schweigend dem Kinderarzt zu gehorchen, sei »nicht wert, für ihr Kind zu sorgen«.

In anderen Fällen erscheint die Mutter schuldig, weil sie ihrem Kind zu viel Zuneigung gibt:

> Es ist traurigerweise auch häufig, dass die Appetitlosigkeit ebenso wie das nervöse Erbrechen von Schulkindern bei Kindern zu finden ist, die schlecht dosiert und zu konzentriert innige Zuneigung erfahren (...) Das Erbrechen ist das Ende der Schlacht, die Tag für Tag am Tisch von nervösen Appetitlosen stattfindet.

Schließlich kann sich die Mutter auch ganz einfach irren:

> Es gibt auch die imaginäre Appetitlosigkeit. Die Kinder essen gut, aber die Mütter bilden sich ohne jede wissenschaftliche Grundlage ein, ihr Kind esse nicht genug, und jeden Tag entbrennt ein nutzloser Konflikt.

Was es nicht gibt – denn das wäre ja noch schöner! – ist der Fall, dass ein Kind nicht isst, weil es nicht so viel Nahrung braucht, sein Kinderarzt ihm jedoch eine exzessive Ernährung verschrieben hat. Weit davon entfernt, ihre Theorien angesichts des geringen Erfolges zu überprüfen, den deren Anwendung gezeitigt hat, entscheiden die Ernährungsexperten dieser Epoche, mit vollen Segeln den Kurs fortzusetzen. Dr. Roigs Werk enthält in seiner 7. Auflage[31] (1947), die nun in spanischer Sprache erschien, drastische Änderungen:

Die erste Beikost (Knoblauchsuppe) wird vom 8. bis 10. Lebensmonat auf den 6. Lebensmonat vorverlegt. Das oben aufgelistete Menü für den 1-Jährigen bleibt wie 1932, aber die Uhrzeiten wurden – ohne dies näher zu erklären – geändert (nun ist es 6, 9, 12, 4, 9 und 12 Uhr). Nun gut, die »salzige Suppe« von 1932 bestand nur aus Brot und Knoblauch, während die von 1947 Käse, Huhn oder Fisch enthält:

> Einige Kinder von 7 oder 8 Monaten vertragen es, wenn man in die Suppe einen halben hart gekochten Eidotter gibt oder einen Kaffeelöffel voll geriebenen Kuhkäse oder voll Butter hinzufügt, die zwei Minuten lang gekocht werden müssen, oder einen Kaffeelöffel voll Leber (gekocht und passiert). Jeden Tag ein anderes Nahrungsmittel.

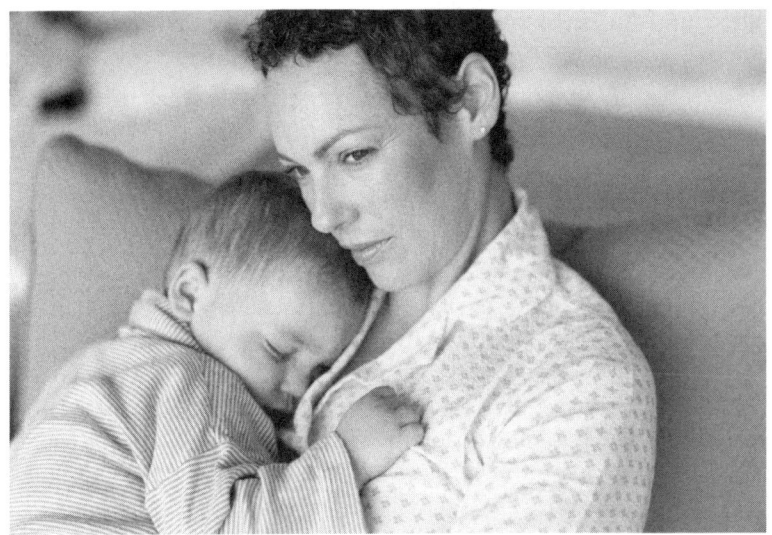

Auch die 1. »erzieherische« Flasche wird statt im 10. schon im 6. Lebensmonat gegeben. Schreckliches Unheil wird den Kindern angedroht, die ihre erste Beikost nicht in einem gewissen Alter zu sich nehmen. Seltsamerweise wird dieses Alter auf den 6. Lebensmonat vorverlegt, und dem Kind, das gestern noch völlig in Ordnung war, wird heute vorgehalten, es werde leichenblass, ohne dass der Autor irgendeine Erläuterung der Gründe vornimmt, die zur Änderung des Kriteriums führten:

Gegen Ende des 1. Lebensjahres ist es erforderlich, dass das kleine Wesen etwas mehr als nur Brustnahrung zu sich nimmt, da die Muttermilch nur sehr wenig Eisen enthält und das Kind, das nur von den Sekreten der Milchdrüsen lebt, weiß und schlapp wird. Das sind die käsigen Kinder. (1936)

Gegen Ende des 1. Halbjahres ist es erforderlich, dass das kleine Wesen etwas mehr als nur Brustnahrung zu sich nimmt, da die Muttermilch nur sehr wenig Eisen enthält und das Kind, das nur von den Sekreten der Milchdrüsen lebt, weiß und schlapp wird. Das sind die leichenblassen Kinder. (1947)

Für Dr. Ramos, der sein Werk »Puericultura«[32] (Säuglingspflege) im Jahr 1949 veröffentlichte (1. Auflage 1941), war »das Kind, das nicht isst«, scheinbar kein wichtiges Problem. Das Buch widmet der Erziehung und Aufzucht von Säuglingen und Kleinkindern umfassende Kapitel, aber kaum 2 Absätze dem Essen:

Wenn ein Kind, das normalerweise gut isst, das Essen verweigert, dann sollte die Mutter nicht darauf bestehen und es mit Gewalt zum Essen zwingen, ganz im Gegenteil, sie sollte ihm einige Stunden lang nur Mineralwasser, Tee oder Obstsaft geben. Diese Maßnahme wird genügen, um die Appetitlosigkeit zu überwinden.

Die Tatsache, dass einige Kinder nicht so viel Nahrung benötigen, bewegt ihn aber nicht dazu, seine allgemeinen Empfehlungen zu reduzieren. Obstsaft mit 3 Monaten, Getreide mit 4, Gemüsebrei mit 5, Obstbrei mit 5 Monaten, Kekse mit 6, Eidotter mit 7, Leber mit 8 Monaten ... Im 10. bis 12. Lebensmonat ist die Ernährung zweifellos gehaltvoll, mit interessanten Änderungen zwischen 1941 und 1949. 1941 war die für neun bis zwölf Monate alte Kinder empfohlene Diät die folgende:

6 Uhr morgens. Erste Brustmahlzeit.
9 Uhr morgens. Obstbrei mit Keksen.
12 Uhr mittags: Gemüsebrei mit Leber. Zweite Brustmahlzeit.
4 Uhr nachmittags. Brei mit Eidotter (Im Alter von einem Jahr ein Dotter). Dritte Brustmahlzeit.
8 Uhr abends. Suppe mit Grütze, Sago oder Haferflocken.
Obstsaft oder Brust.
11 Uhr abends. Brei. Vierte oder fünfte Brustmahlzeit.
Zwei Kekse pro Tag oder ein Stückchen Brot.

Dagegen wurde 1949 für Kinder von zehn bis zwölf Monaten folgendes empfohlen:

7 Uhr früh. 1. Brustmahlzeit.
10 Uhr vormittags. 150 g Brei mit 1 gehäuften Kaffeelöffel voll Getreidemehl oder geröstetem Maismehl. 3 Kaffeelöffel voll Eidotter, 3-mal pro Woche; in den folgenden Monaten wird diese Menge nach und nach erhöht, bis im Alter von 1 Jahr 3-mal die Woche ein ganzer Eidotter gegessen wird. 2. Stillmahlzeit.
2 Uhr nachmittags. 3 Kaffeelöffel voll Gemüsepüree gemischt mit 1 Kaffeelöffel voll (im 10. Lebensmonat) oder (im 11. Lebensmonat) 2 Kaffeelöffel voll Kartoffeln (gemischtes Püree). 3 Kaffeelöffel voll Leber an den 3 Tagen, an denen es keinen Eidotter bekommt. Ein wenig abgekochtes Wasser oder Mineralwasser. Pürierte Früchte.

6 Uhr nachmittags. 150 g Brei mit 1 gehäuften Kaffeelöffel voll Getreidemehl oder geröstetem Maismehl. 3. Stillmahlzeit (wird mit einem Jahr weggelassen).
10 Uhr abends. 5 bis 8 Löffel Suppe (zwischen 75 und 120 cm³). 4. Stillmahlzeit.

Einige bedeutsame Änderungen, in nur acht Jahren und vom selben Autor. Einerseits werden die sechs Mahlzeiten am Tag auf nur fünf reduziert. Andererseits erhöht sich der Nachdruck auf die Kontrolle durch den Kinderarzt, werden genaue Angaben gemacht bezüglich der Gramm, Kubikzentimeter und Tage, an denen Eidotter oder Leber gegeben werden soll. (Es ist nicht so, dass es vorher dem freien Willen überlassen gewesen wäre; dies ist nur ein vereinfachtes Bild und das Buch widmet vorher zahlreiche Seiten der Erklärung dieser Einzelheiten. Was sich ändert, ist der Nachdruck; Dr. Ramos hält sie 1949 für so wichtig, dass er sie in seiner Zusammenfassung wiederholt.)
Werden die Kinder das alles essen? Es gibt Gründe, daran zu zweifeln.

Für Dr. Blancafort, der 1979 sein Werk »Puericultura actual«[33] (Moderne Säuglingspflege) veröffentlichte (die 1. Auflage ist wohl von 1968; es ist nicht sicher, ob Änderungen vorgenommen wurden), ist Appetitlosigkeit ein wichtiges Thema, »eine häufige Ursache von Mutter-Kind-Problemen«, und bildet den ersten Abschnitt des Kapitels »Die häufigsten Beeinträchtigungen der kindlichen Verdauung«. Er widmet ihr 6 Seiten mit Beschreibungen, die heutzutage jeder Kinderarzt abgeben würde:

Die Appetitlosigkeit oder Anorexie (...) ist einer der häufigsten Gründe, weswegen ein Arzt von einer besorgten Mutter konsultiert wird, die fast zu glauben beginnt, wenn die Situation andauere, werde ihr Kind verhungern (...). Man sollte sie als eine vorübergehende Phase betrachten, die beinahe normal bei fast allen Kindern ist (...). Im Allgemeinen zeigt sich das Problem der Appetitlosigkeit in seiner ganzen Tragweite meist erst nach Vollendung des 1. Lebensjahres.

Die Therapieempfehlung von Dr. Blancafort ist übrigens auch sehr ähnlich der weiter oben genannten: das Kind nicht unter Druck setzen, weder ablenken noch drohen, keine Medikamente geben, anerkennen, dass es nicht so viel braucht ... Aber diese verständnisvolle Haltung hindert ihn nicht daran, sich dem Trend anzupassen, die erste Beikost früher zu geben. Er empfiehlt, mit 3 Monaten anzufangen, und zwar alles andere als schrittweise: Anfangs 2-mal täglich Brei aus Milch und Mehl und 1 Stück Obst; mit 4 Monaten Gemüse; Eidotter und Leber mit 6 Monaten (aber gelegentlich schon mit 4 Monaten) ...

Natürlich wird bei der Ernährungsweise für 10 bis 12 Monate alte Kinder keine Stillmahlzeit mehr erwähnt, und, was noch mehr überrascht, auch kein Flasche. Der Triumph der »festen Nahrung« war für die 70er Jahre kennzeichnend:

Frühstück: süßer Brei, der mit Keksen oder Biskuit ergänzt werden kann.

Mittagessen: Suppe oder Püree aus Gemüse oder Kartoffeln; die entsprechende Menge Fleisch, Leber, Hirn etc. ist hinzuzufügen. Als Nachtisch Obst oder etwas Käse.

Zwischenmahlzeit: reiner Obstbrei, Fruchtjoghurt oder Kekse.

Abendessen: süßer Brei mit Eidotter oder eine Suppe mit Eidotter oder gekochtem Schinken oder Fisch oder Béchamelsoße.

Mit 1 Jahr werden getrocknete Hülsenfrüchte, Dörrobst, Soße, Süßspeisen und Kuchen sowie Kakao eingeführt. Kein Wunder, dass Dr. Blancafort dem Thema Appetitlosigkeit 6 Seiten widmen musste!

Dies soll keine vollständige historische Analyse sein; es wurde nicht in allen Büchern und Informationsquellen zu diesem Thema systematisch nachgeforscht. Aber es macht den Eindruck, als ob das Phänomen »des Kindes, das nicht isst«, als Sorge der Mütter und als häufiger Grund für einen Besuch beim Kinderarzt in den 30er Jahren erstmals auftauchte und sich immer weiterentwickelte, genau wie die Veränderungen in den Empfehlungen über Kinderernährung.

Die Ernährung der Kinder hat sich im Lauf der letzten 100 Jahre ebenso wie die Länge der Röcke und die Breite der Krawatten geändert. Jede Generation von Kinderärzten hat eine radikal andere Ernährungsweise als die vorige empfohlen (d. h. abweichend von der, die ihre Professoren sie an der Universität gelehrt hatten, und noch unähnlicher der, die sie selbst in ihrer Kindheit bekamen). Im Laufe seines Berufslebens hat jeder Kinderarzt die Ernährungspläne umgestellt. Jede Generation von Kinderärzten ist auf die Schwierigkeit gestoßen, den Müttern die neuen wissenschaftlichen Errungenschaften

»beizubringen«, wobei sie gegen die Ratschläge der Großmütter kämpften, die sich an die Regeln hielten, welche 30 Jahre zuvor von den Kinderärzten aufgestellt worden waren. So eine arme Mutter oder Großmutter, die nichts weiter tut, als das zu wiederholen, was ihr ein anderer Kinderarzt gesagt hat oder was sie in einem anderen Buch gelesen hat, wird als großer Dummkopf in Sachen Kinderernährung dargestellt. Kein Autor macht sich die Mühe, die alten Ernährungsvorschriften zu kommentieren, um die Ursache der Unterschiede und den Grund für den wissenschaftlichen Vorstoß zu erläutern. Nein, ein jeder Autor empfiehlt eine soeben erfundene Ernährungsweise, als ob er die 10 Gebote predige, und verlangt sofortigen Gehorsam. Die heutigen Kinderärzte, die im Alter von 6 Monaten die erste Beikost empfehlen, stoßen auf Mütter und vor allem Großmütter, die an die extrem frühen Breichen der 70er Jahre gewöhnt sind. (»Was, man hat dir gesagt, du sollt ihm nur die Brust geben? Er müsste längst 3 Breimahlzeiten bekommen!«) Vor 50 Jahren war dagegen das Problem genau umgekehrt, und Dr. José Muñoz, der Autor von »¡¡Madre … cría a tu hijo!!«[34] (Mutter, erziehe dein Kind!!, 1941), kritisiert die Einmischung der Großmütter in diesem erfundenen Dialog:

> »Was, du willst dem Kleinen schon Brei geben?«
> »Der Arzt hat es angeordnet und ich erfülle treu, was man mir aufträgt, indem ich seinen Anweisungen Folge leiste.«
> »Ich weiß nicht recht, was ich dazu sagen soll«, erwidert die Großmutter, »zu meiner Zeit liebten wir die Kinder mehr; 5 hatte ich und erlaubte nicht, dass sie etwas anderes als meine Brust bekamen, bis sie 26 Monate alt waren. Es ist eine Frage der Mode. Wie sich die Zeiten ändern! … Heutzutage wollt ihr alles rasch machen, früh …, früh soll er laufen …, früh soll er sprechen, … früh soll er essen …«

»Ich erfülle treu, was man mir aufträgt.« Gehorsam wird zur höchsten Tugend. In diesem Dialog wirkt die Mutter wie ein Roboter, steif wie ein Stock, der stereotypische Antworten gibt; die Großmutter dagegen lebt und denkt und hat eine eigene Meinung, die auf ihrer Erfahrung beruht. Selbst wenn ihre Haltung die entgegengesetzte wäre, selbst wenn die Großmutter mit Enthusiasmus den ersten Brei mit zwölf Monaten empfohlen hätte, würde man mehr Sympathie für sie empfinden. Ohne Zweifel, Dr. Muñoz dachte (und traf dieses Mal damit ins Schwarze), dass er mit diesem Dialog die Mutter lobt und die Großmutter lächerlich macht und so die Mütter dazu bringt, den Großmüttern nicht länger zu gehorchen und statt dessen lieber ihm zu folgen. Wirklich, wie sich die Zeiten ändern!

Es wäre jedoch absurd zu glauben, die Kinderernährung hätte sich nur wegen der Mode geändert. Wir sprechen von echten Ernährungsfachleuten, die auf dem neuesten Stand der wissenschaftlichen Erkenntnisse ihrer Zeit waren. Vielleicht irrten sie sich (und es ist natürlich schwer zu glauben, dass sie alle Recht hatten, wenn sie so gegensätzliche Dinge sagten), aber zweifellos gab es für so radikale Veränderungen einen Grund.

Ich glaube, dieser Grund war die künstliche Milch. Im Jahr 1906 wurden praktisch alle Kinder gestillt, entweder von ihrer Mutter oder von einer Amme (Dr. Ulecia bot Untersuchungen für Ammen zum Preis von 15 Peseten an). Einige Kinder erhielten schon künstliche Milch auf der Basis von Kuhmilch mit Zucker mit den katastrophalen Folgen, die Sie sich denken können. Die Fähigkeit der kleinen Säuglinge, das in Kuhmilch enthaltene Übermaß an Proteinen und Mineralsalzen zu verdauen und in ihren Stoffwechsel zu integrieren, ist begrenzt, weshalb es von grundlegender Bedeutung war, die Menge streng einzuschränken. Daher stammen die große Angst vor Überernährung und die festgelegten Stundenpläne für die Mahlzeiten.

Leider glaubten die Experten, die Stundenpläne, die für die mit Kuhmilch ernährten Kinder vielleicht notwendig waren, seien auch für die Kinder gut, die gestillt wurden. Selbst zu der Zeit, als der Prozentsatz der Flaschenkinder noch sehr gering war, hatten die Kinderärzte mit Flaschenkindern mehr Erfahrung als mit gestillten Kindern, weil Flaschenkinder einfach erheblich häufiger krank waren und häufiger in ihre Praxen kamen. Damals gingen die Armen nie zum Kinderarzt, erst recht nicht, wenn sie gesund waren (ein Kind zur »Vorsorgeuntersuchung« zum Kinderarzt zu bringen, war damals undenkbar). Heutzutage ist es schwer vorstellbar (es sei denn, man kennt die Dritte Welt gut, wo die Zustände heute noch immer so sind), welch extreme Säuglingssterblichkeit die künstliche Ernährung in jener Zeit mit sich brachte. Dr. Ulecia zitiert in dieser Hinsicht einen anderen Experten, Dr. Variot aus Frankreich:

Die Mütter, die ihren Kindern die Brust verweigern – besonders in den ersten beiden Lebensmonaten – und sie von Geburt an aus-

schließlich künstlich ernähren, setzen sie einer größeren Lebensgefahr aus, als sie ein Soldat auf dem Schlachtfeld eingeht.

Die Säuglinge, die ein Jahr lang gestillt wurden, wuchsen problemlos heran, denn die Muttermilch enthält alle erforderlichen Vitamine und Nährstoffe. Und bei den wenigen, die Vollmilch der Kuh erhielten, galt die Anweisung, das Verdauungssystem nicht noch weiter zu überlasten. Doch die Situation verschlechterte sich rapide. 20 Jahre später beklagt sich Dr. Roig darüber, dass es immer schwieriger wird, eine gute Amme zu finden, und seine Bücher sind voller Anzeigen für künstliche Säuglingsnahrung.

In den 30er Jahren bekamen die Babys industriell hergestellte Milch, in der man den Proteingehalt reduziert hatte; durch den Sterilisationsprozess hatte man aber auch die Vitamine zerstört. Jetzt waren andere Lebensmittel erforderlich, vor allem Obst, Gemüse und Leber, um Skorbut und andere Vitaminmangelerkrankungen zu vermeiden, und man brauchte Getreide und andere einfache Nahrungsmittel, um die Menge an teurer Kunstmilch schnell zu verringern (sonst würden ärmere Mütter – wahrscheinlich ohne sie zu sterilisieren – wieder zur Vollmilch der Kuh greifen, die das Verdauungssystem belastet und manchmal Tuberkulose überträgt).

Übereifer führte dazu, dass Mengen empfohlen wurden, die Kinder schwerlich essen konnten, besonders gestillte Kinder nicht, die keinerlei Bedarf an Beikost hatten.

Leider scheinen alle Fachleute den gleichen Fehler begangen zu haben: nämlich gestillten Kindern die gleiche Beikost zu geben wie Flaschenkindern.

In den 70er Jahren hatte sich die Herstellung der künstlichen Milch so weit verbessert, dass die Flaschenkinder nicht mehr unter Skorbut, Rachitis oder Anämie litten. Der Orangensaft war nicht mehr notwendig, um Skorbut zu vermeiden, und man fing im Gegensatz dazu an, die möglichen, subtileren Risiken in Betracht zu ziehen, welche die allzu frühe Einführung der Beikost mit sich brachte: Allergien oder Überempfindlichkeitsreaktionen und Zöliakie. Schrittweise wurde die Einführung der Beikost wieder auf einen späteren Zeitpunkt verlegt: mit 3 Monaten, mit 4 und jetzt mit 6 Monaten. Ich persönlich glaube nicht, dass der Prozess abgeschlossen ist. Es wird interessant zu sehen, was uns die Zukunft bringt …

Epilog
Und wenn wir zum Essen gezwungen würden?

Die Ernährungspolizei

Die Sonne strahlte von einem wolkenlosen Himmel herab, und der Duft frisch geschnittener Kräuter wehte durch die Luft, als Edmund Tavares sich entschied, in den »Goldenen Karpfen«, ein angenehmes und nicht allzu teures Restaurant einzutreten. Von seinem Tisch aus genoß Edmund einen schönen Ausblick über den Park und die blühenden Magnolien. Als guter Beobachter der menschlichen Natur bevorzugte er es jedoch, sich an eine Seite zu setzen, so dass er das Innere des Restaurants überblickte.

Die Gäste waren ebenso unterschiedlich wie faszinierend. Ihm saß ein beleibter, schwitzender Mensch gegenüber, der geräuschvoll mit vollen Backen aß und nur innehielt, um unglaubliche Mengen billigen Weines hinunterzustürzen. Einige Sekunden lang folgte Edmund wie im Traum den Bewegungen seines Doppelkinns, einer weißlichen und wellenförmigen Masse wie Dünen aus feinstem Sand. Das war gewiss kein Schauspiel, das irgendjemanden längere Zeit hätte unterhalten können, und bald ignorierte Edmund den dicken Kumpan, um seine Aufmerksamkeit auf eine junge, sehr schlanke, fast übersinnlich wirkende Frau am nächsten Tisch zu richten. »Schlank, fast übersinnlich ... was für ein Kitsch!«, sagte er sich. Wie oft hatte er diese Beschreibung in irgendeinem Buch gelesen, und »übersinnlich« assoziierte er gedanklich mit philosophisch oder religiös, sogar übernatürlich. Jetzt begriff er, angesichts jenes blassen Mädchens, das mit verlorenem Blick vor ihrem fast unberührten Teller Spaghetti Gott weiß welchen seltsamen Erinnerungen nachhing, dass »übersinnlich« hier eine viel irdischere Bedeutung zukam, nämlich einfach körperlos im Sinne von keinen Körper haben, so wie in jenem scherzhaften Vergleich, der ihm aus seiner Schulzeit noch im Ohr war: »Du bist dünner als die Röntgenaufnahme eines Seufzers.«

In der Mitte des Saales, neben dem Goldkarpfen, der dem Restaurant seinen Namen gab, diskutierten einige Manager in makellosen Anzügen (die Frau fiel dadurch auf, dass sie keine Krawatte trug) heftig über die ausgebreiteten Statistiken und Dokumente, die fast die Teller und Handys verdeckten. Edmund lächelte bei dem Gedanken an wertvolle Verträge mit Tomaten- und Fettflecken. Doch nein, das sind Profis, bestimmt können die ohne den allerkleinsten Unfall beim Lesen eines Berichts einen russischen Salat essen.

Weiter hinten, an einem diskreten stillen Plätzchen, himmelten 2 Verliebte einander Händchen haltend an. Jetzt begegnen sich ihre Hände wieder zärtlich über dem Tisch ... wie schnell sich doch die Erde dreht! Oder hat ihre Generation etwa zu wenig Gelegenheiten zu zärtlichen Begegnungen an anderen Orten? Ich werde wohl alt, dachte er, während er sich an andere Tische und andere Hände erinnerte.

Es war nicht leicht, sich solchen Tagträumen hinzugeben, denn das Geschrei und Gelächter einer lärmenden Gruppe von Studenten, die an einem Tisch in seinem Rücken saß, holte ihn immer wieder in die Realität zurück. Er sah mit Verachtung unauffällig zu ihnen hinüber. Sie scherzten, lärmend und sorglos, ohne Respekt vor den sozialen Konventionen und ohne Angst, sich lächerlich zu machen. Wie immer, wenn er eine Gruppe Jugendlicher betrachtete, schien es ihm, als entdecke er ein ihm bekanntes Gesicht, ehe er den lächerlichen Gedanken verwarf: Nein, sie werden jetzt auch 40 Jahre alt sein.

Man hatte ihm gerade den Salat gebracht, als sich eine beklemmende und eisige Stille in dem geräumigen Speisesaal wie Wellen in einem Weiher ausbreitete. Die gefürchteten schwarzen Uniformen der Ernährungspolizei nahmen rasch ihre Stellungen ein. Er hatte sie nicht durch den Park kommen sehen, sicher waren sie durch den Dienstboteneingang gekommen. Es war ein halbes Dutzend Polizisten unter der Leitung eines sehr jungen und tadellos gekleideten Kommissars. Diese Beamten, die geradewegs von der Polizeischule kamen, waren eifrig auf strengste Einhaltung der Vorschriften bedacht und von dem Wunsch beseelt, ihren Rang zu rechtfertigen. Das waren immer die Schlimmsten. Ihre eigenen Männer waren eingeschüchtert. Sie würden nichts durchgehen lassen.

Eine Polizeibeamtin mittleren Alters ging schnellen Schrittes zum Tisch der Manager. Die Zeit hatte ihnen nicht gereicht, um ihre Verträge und Berichte wegzupacken, die nun jäh beschlagnahmt wurden. »Bei Tisch spielt man nicht!« Der Jüngste versuchte, Einspruch zu erheben, aber die Frau hielt ihn mit einer gebieterischen Geste zurück. Jeglicher Widerstand war zwecklos. Wenn sie ganz gehorsam wären und ohne zu mucksen aufäßen, würde man ihnen vielleicht nach dem Nachtisch die Dokumente zurückgeben.

Das Scherzen am Tisch der Studenten hatte aufgehört. Eine Festnahme wegen schlechter Tischmanieren könnte Schande über ihre Familien bringen und einen Ausschluss aus der Universität zur Folge haben. Sie aßen sehr gewissenhaft und in vollkommenem Schweigen, wobei sie Gabel oder Löffel in gleichmäßigem Rhythmus zum Mund führten. Waren sie vielleicht zu pflichtbewusst? Aßen sie vielleicht zu monoton? Die Arme hoben und senkten sich mit choreografischer Präzision. Der Polizist, der sie beobachtete, hatte den vagen Verdacht, sie wollten sich über ihn lustig machen, aber so sehr er sich auch bemühte, er konnte nichts eindeutig Illegales an ihrem Gebaren feststellen, so dass er sich entschied, ihnen den Rücken zuzuwenden und sie zu ignorieren. Mehrere Leute an benachbarten Tischen unterdrückten ein zustimmendes Lächeln: Vielleicht ist die Jugend von heute letzten Endes besser als ihr Ruf.

Man hörte kaum gedämpftes Geschrei aus der Küche. In allen Restaurants bemühte man sich, jegliche Lebensmittelreste schnellstens durch den Abfluss verschwinden zu lassen; doch die Unerfahrenheit eines der Küchenjungen hatte es dieses Mal der Ernährungspolizei ermöglicht, einen Teller mit einer halben Portion Cannelloni zu entdecken. Die Gesetze, die es verboten, Nahrungsreste auf dem Teller zu lassen, waren unerbittlich. Der Wirt überschlug sich mit Erklärungen.

»Sie wissen doch, dass ich mich immer an die Regeln gehalten habe. Der Gast weigerte sich, den Rest aufzuessen und ergriff die Flucht, wir konnten es nicht verhindern. Wir hatten noch keine Zeit, das Formular für die Anzeige auszufüllen, eben deshalb haben wir den Teller aufgehoben. Man muss ihn für die Akten fotografieren ... Aber wir sind redlich, sehen Sie nur unseren Mülleimer, er ist le...«

Mit einer dramatischen Geste zeigte der Wirt den Mülleimer, und die Worte erstarben auf seinen Lippen: Reste von Schmorbraten! Der neue Küchenjunge hatte noch einen Fehler gemacht, und dieser könnte verhängnisvoll sein. Die Wachtmeisterin musterte ihn mit durchdringenden Blicken, forderte eine Erklärung. Noch bevor die anderen ihre Lähmung überwunden hatten, näherte sich der Küchenjunge zitternd:

»Ich musste sie wegwerfen, mir fiel ein Teller zu Boden. Er zerbrach aber nicht.«

»Essen wirft man nicht weg!«, brüllte der Wirt. »Noch ein Fehler und du bist gefeuert.«

Dann wandte er sich dienstbeflissen an die Wachtmeisterin: »Er ist neu, es wird immer schwieriger, gut geschultes Personal zu finden.«

Er hatte jedoch mit Genugtuung bemerkt, wie flink der Küchenjunge seinen eigenen Fehler verdeckte und eine Ausrede erfand. In jenen Zeiten, in denen ständig die Gefahr drohte, dass die Gaststätte enteignet und unter direkte Kontrolle der Ernährungspolizei gestellt würde, waren Schlauheit und schnelles Reaktionsvermögen wertvolle Eigenschaften.

Edmund Tavares entging keine Einzelheit der Ereignisse im Speisesaal, ohne deshalb auch nur einen Moment lang zu versäumen, seine scheinbar ungeteilte Aufmerksamkeit dem Salat zu widmen. Er gratulierte sich zu seiner Wahl: ein leichtes Gericht, das aber seltsamerweise stets die Zustimmung der Ernährungspolizei fand. Das Grüne faszinierte die Ernährungspolizei. Die beiden Turteltauben in ihrem stillen Eckchen hatten sofort ihre Hände losgelassen, aber sie konnten nicht anders, als sich von Zeit zu Zeit entzückt anzusehen. Die Polizeibeamtin, die mit den Managern so streng gewesen war, schien nun zur Milde zu neigen, doch ein kalter Blick des Kommissars erinnerte sie an ihre Pflicht. Sie nahm neben dem Tisch der beiden Haltung an und begann, mit gellender Stimme den Takt anzugeben.

»Still sein und essen! Löffel zum Teller, Löffel zum Mund, eeeiiinnns, zwooooo, eeeiiinnns, zwooooo, eeeiiinnnsss, zwooooo, Löffel zum Teller, Löffel zum Mund, eeeiiinnns, zwooooo.«

Der Dicke gegenüber Edmund war sehr nervös und sah mit heimlichem Sehnen zu den Polizisten hinüber. »Er versucht, die Abzeichen zu erkennen«, begriff Edmund plötzlich, »wahrscheinlich ist er etwas kurzsichtig.«

Die GuS-Ernährungspolizei (Groß und Stark) forderte ein überdurchschnittliches Gewicht, je höher desto besser; aber sie waren in stetem Konflikt mit der SuG-Ernährungspolizei (Sportlich und Gesund), für die das ideale Gewicht zwischen der 25. und 75. Perzentile lag. Diese Kämpfe innerhalb des Regimes erschwerten erheblich das Leben der Menschen, deren Gewicht oberhalb der 75. Perzentile oder zwischen der 25. und 50. Perzentile lag. Doch noch schlimmer erging es den Unglücklichen, deren Gewicht unterhalb der 25. Perzentile lag; den meisten von ihnen war es gelungen, sich ins Ausland abzusetzen, bevor die Grenzen vollständig dicht gemacht wurden.

Dieses Mal handelte es sich um GuS-Ernährungspolizisten, und der Dicke beruhigte sich, sobald er sich dessen sicher war. Mehr noch, er wagte einen immer riskanten Vorstoß:

»Kellner, diese Lammkeule war exzellent. Könnte ich bitte noch etwas nachbekommen?«

Das Missfallen des Kellners war offensichtlich, aber er hatte keine Wahl. Mit der GuS-Ernährungspolizei im Lokal war der Nachschlag garantiert. Lächelnd brachte der Wirt persönlich die neue Portion. Seine Rache war jedoch subtil: Der Teller war gehäuft voll. Der Dicke wurde bleich, als er das sah; er erwartete »einen kleinen Nachschlag«, aber das war übermäßig. Und das schlimmste Verbrechen war es, etwas von dem, was er selbst bestellt hatte, übrig zu lassen.

Zu spät bedauerte der Wirt sein Manöver. Er begriff, dass der Nachschlag nicht darauf abzielte, die Situation auszunützen, sondern nur Protektion zu suchen. Die einzige Rettung der von der SuG-Ernährungspolizei verfolgten Fettleibigen war es, bei der GuS-Ernährungspolizei gute Freunde zu haben. Plötzlich beschämt, versuchte er, ihm einen Ausweg anzubieten:

»Ich bedaure sehr, mein Herr, dass uns der Pudding mit Sahne ausgegangen ist«, flötete er höflich, »Sie werden einen anderen Nachtisch wählen müssen. Wie wäre es mit einem Orangensaft?«

»Einverstanden«, erwiderte der Dicke, und in seinen Augen las man Dankbarkeit. Vielleicht würde es ihm doch gelingen, die Lammkeule aufzuessen. Er machte sich ans Werk.

Der Kommissar war nun neben dem Aquarium.

»Warum frisst dieser Fisch nicht?«

»Er hat gerade gefressen«, entschuldigte sich der Wirt, »aber das macht nichts.«

Er nahm etwas Trockenfischfutter aus dem Päckchen und tat es ins Wasser. Der Karpfen beeilte sich, es zu verschlingen.

»Karpfen haben immer noch irgendwo etwas Platz im Magen. Darum habe ich meine Gaststätte nach ihnen benannt.«

Der Kommissar lächelte fast. »Es war eine gute Idee, den Karpfen zu kaufen«, dachte der Gastwirt in der Hoffnung, der Zwischenfall mit dem Schmorbraten im Müll wäre ganz vergessen.

Doch der kalte Blick des Kommissars heftete sich schon an das schlanke Mädchen. Die Stille wurde noch unheilverkündender. Ihr Gewicht schien nicht nur unter der 25. Perzentile zu liegen, (die Polster in ihrer Kleidung konnten ihre schmalen Wangen nicht verbergen), sondern ihr Teller war auch noch ziemlich voll, und sie aß verzweifelt langsam. Sogar aus seiner Entfernung konnte Edmund erkennen, dass das Mädchen schwitzte, und es schien ihm, als höre er ihr Herz schlagen.

Der Kommissar beobachtete sie einige Sekunden lang, die eine Ewigkeit zu dauern schienen. Dann gab er einem der Polizisten einen Wink, und dieser näherte sich entschlossen dem Mädchen.

»Auf, essen Sie ein wenig, es schmeckt sehr gut. So, seeeehr gut. Sie müssen wachsen und ein wenig Fleisch auf die Knochen bekommen. Auf, noch ein Löffelchen, sooo, wie hübsch Sie sind, wenn Sie essen. Sind Sie müde, meine Liebe? Ich werde Ihnen helfen, geben Sie mir die Gabel. Schauen Sie, wie das Flugzeug kommt, brumm, brumm! Das Flugzeug mit Spaghetti für mein Mädchen! Sehr gut! Schauen Sie, ein kleiner Vogel am Fenster, was für ein schöner Vogel! Sehen Sie, wie er den Schnabel öffnet? Seeeehr gut, noch ein bisschen mehr. So, ein Löffelchen für die Oma, ein Löffelchen für Papa ... Auf, diese leckeren Spaghetti werden wir doch nicht übrig lassen! Der Koch hat sie uns mit viiieeel Liebe gekocht. So, sehr gut, es fehlt nicht mehr viel. Wollen Sie heute Nachmittag nicht ins Kino gehen? Nun, erst muss man das Tellerchen leer essen, damit man staaark wird. Oh, wie süß ist sie, wie brav isst mein Kindchen!«

Langsam, mühevoll, verschwanden nach und nach die Spaghetti, und der Polizist tunkte Brot in die Soße und steckte es dann der entsetzten Frau in den Mund. Und noch fehlte das Beefsteak mit Kartoffeln. Edmund hielt so wie viele andere Gäste im Restaurant die Luft an. Es war offensichtlich, dass sie den 2. Gang nicht würde aufessen können.

Der Ober brachte das Fleisch. Er hatte das kleinstmögliche Beefsteak und so wenig Kartoffeln wie möglich aufgefüllt und warf der jungen Frau einen verschwörerischen Blick zu. Diese konnte kaum ein dankbares Lächeln andeuten; die Portion überstieg immer noch bei weitem ihre Möglichkeiten, und der Ober wusste das. Aber er konnte nicht mehr riskieren; bei mehreren Gelegenheiten hatte die Ernährungspolizei verdächtig kleine Portionen wiegen lassen.

Der Polizist schnitt das Fleisch in kleinste Stücke und setzte sein nicht enden wollendes Geschwätz fort. Doch jeder Löffel war mühsamer und immer spürbarer der Schrecken der einen und die Wut des anderen. Edmund versuchte ebenso wie die anderen Gäste, sich auf den eigenen Teller, auf das gleichmäßige Kommen und Gehen der Gabel zu konzentrieren. Nichts sehen, nichts hören, nichts denken. Einfach überleben. Wie oft hatte Edmund schon von einer heldenhaften Geste geträumt, einer Anwandlung von Würde, aufstehen und schreien: »Lassen Sie diese Frau, lassen Sie sie in Ruhe!« Stattdessen musste er seine eigene Feigheit hinunterschlucken und zuhören, wie der Polizist zu der Frau sagte:

»Sehen Sie, wie dieser Herr isst? Er benimmt sich richtig gut. Na los, Sie müssen stark werden, so wie dieser Herr!« Die junge Frau öffnete und schloss mechanisch den Mund, ihr Blick ging ins Leere, und zwei Tränen rollten über ihre Wangen, die sich gefährlich füllten. »Sie schluckt schon seit einiger Zeit nicht mehr«, dachte Edmund. Mit einem markerschütternden Geräusch, einer Mischung aus Husten und Würgen, fiel der Frau plötzlich eine Kugel aus getrocknetem und mühsam gekautem Fleisch aus dem Mund.

»Herr Kommissar, sie formt Kugeln aus dem Fleisch!« Der Angesprochene näherte sich entschlossen. Eine laute Ohrfeige brach die betroffene Stille. »Es ist vorbei«, dachte Edmund, »vorbei mit den

Flugzeugen und freundlichen Worten.« Mit den Terroristen, die Essenskugeln formen, gab es kein Erbarmen. Er wusste, wie es weitergehen würde: Man würde sie zwingen, die ekelhafte Kugel und den Rest des Fleisches zu schlucken. Man würde ihren Mund gewaltsam öffnen, indem man ihr mit 2 stählernen Fingern die Wangen zwischen die Zähne presste, so dass sie sich selbst beißen würde, falls sie versuchte, den Mund zu schließen. Man würde sie bis zum Erbrechen mästen, sie würde auf ihren Teller erbrechen, und dann würde man sie zwingen, ihr Erbrochenes erneut zu essen. Edmund schloss angewidert die Augen, atmete langsam und tief ein, um nicht auch noch selbst erbrechen zu müssen, während die Schreckensschreie der jungen Frau an sein Ohr drangen: »Ich will nicht mehr! Ich will nicht mehr! Ich will nicht mehr!«

Edmund zwang sich, die Augen zu öffnen. Dunkelheit. Plötzlich wurde ihm klar, dass er geträumt hatte. »Was für ein lächerlicher Traum«, dachte er, »Ernährungspolizei. Wem könnte so etwas einfallen?« Und doch merkte er, dass er noch immer schweißgebadet und aufgewühlt war. Es war ihm alles so real vorgekommen. Besonders jener letzte Schrei.

»Ich will nicht mehr! Ich will nicht mehr!«

Noch einmal. Er hörte es. Das kalte Grausen lief ihm den Rücken hinunter. Doch nein, das war kein Traum. Es war seine 2-jährige Tochter Vanessa, die im Nebenzimmer im Traum schrie. Wie seltsam. Kann es sein, dass wir den gleichen Traum hatten? Nein, natürlich nicht, sie muss wach sein. Das ist es, ich muss im Traum geschrien haben, und sie wiederholt den Schrei, um auf sich aufmerksam zu machen. Diese ...! In der Tat, Kinder sind gerissen. Als ihr Arzt uns erklärte, wie wir ihr das Schlafen beibringen sollten, hat er uns ja schon davor gewarnt, dass sie alle Tricks ausprobieren würde, um uns dazu zu bewegen, nachts in ihr Zimmer zu kommen. Aber ich denke gar nicht daran hinzugehen, und ob! Sie muss lernen, alleine zu schlafen, jetzt ist Schluss damit, die Leute zum Besten zu halten.

Übrigens, demnächst sollten wir mit dem Arzt über die Sache mit dem Essen reden. Sie isst immer weniger, und jetzt mogelt sie auch noch. Irgendetwas wird man mit diesem Kind machen müssen.

Literaturhinweise

1. ILLINGWORTH, R. S., *The normal child. Some problems of the early years and their treatment*, 10.ª ed., Churchill Livingstone, Edimburgo, 1991.

2. FOMON, S. J., *Nutrición del lactante*, Mosby/Doyma Libros, Madrid, 1995.

3. VAN DEN BOOM, S. A. M., KIMBER, A. C. y MORGAN, J. B., *Nutritional composition of home-prepared baby meals in Madrid. Comparison with commercial products in Spain and homemade meals in England*, Acta Pædiatr., 1997, 86: 57-62.

4. BUTTE, N. F., WONG, W. W., HOPKINSON, J. M., HEINZ, C. J., MEHTA, N. R. y SMITH, E. O. B., *Energy requirements derived from total energy expenditure and energy deposition during the first 2 years of life*, Am. J. Clin. Nutr., 2000, 72: 1558-1569.

5. DEWEY, K. G., PEERSON, J. M. y BROWN, K. H. et ál., *Growth of breast-fed infants deviates from current reference data: a pooled analysis of US, Canadian, and European data sets*, Pediatrics, 1995, 96: 495-503.

6. WHO, *Working Group on Infant Growth. An evaluation of infant growth*, Documento WHO/NUT/94.8, OMS, Ginebra, 1994.

7. DEWEY, K. G., *Growth patterns of breastfed infants and the*

current status of growth charts for infants, J. Hum. Lact., 1998,14: 89-92.

8. VON KRIES, R., KOLETZKO, B., SAUERWALD, T., VON MUTIUS, E., BARNERT, D., GRUNERT, V. y VON VOSS, H., *Breast feeding and obesity: cross sectional study,* BMJ, 1999, 319: 147-150.

9. GRUMMER-STRAWN, L. M. y MEI, Z., *Centers for Disease Control and Prevention Pediatric Nutrition Surveillance System. Does breast-feeding protect against pediatric overweight? Analysis of longitudinal data from the Centers for Disease Control and Prevention Pediatric Nutrition Surveillance System,* Pediatrics, 2004, 113: 81-86.

10. RÄIHÄ, N. C. R. y AXELSSON, I. E., *Protein nutrition during infancy. An update,* Pediatr. Clin. N. Amer., 1995, 42: 745-764.

11. HOWIE, P. W., HOUSTON, M. J., COOK, A. et ál., *How long should a breast feed last?,* Early. Hum. Dev., 1981, 5: 71-77.

12. WOOLRIDGE, M. W., Baby-controlled breastfeeding: Biocultural implications, en Stuart-Macadam, P. y Dettwyler, K. A., *Breastfeeding, biocultural perspectives,* Aldine de Gruyter, Nueva York, 1995.

13. WOOLRIDGE, M. W., INGRAM, J. C. y BAUM, J. D., *Do changes in pattern of breast usage alter the baby's nutrient intake?,* Lancet, 1990, 336: 395-397.

14. BIRCH, L. L. y FISHER, J. A., *Appetite and eating behavior in children,* Pediatr. Clin. North. Am., 1995, 42: 931-953.

15. BIRCH, L. L., JOHNSON, S. L., ANDRESEN, G. et ál., *The variability of young children's energy intake,* N. Eng. J. Med., 1991, 324: 232-235.

16. SHEA, S., STEIN, A. D., BASCH, C. E. et ál., *Variability and self-regulation of energy intake in young children in their everyday environment,* Pediatrics, 1992, 90: 542-546.

17. FISHER, J. O. y BIRCH, L. L., *Restricting access to palatable foods affects children's behavioral response, food selection, and intake,* Am. J. Clin. Nutr., 1999, 69: 1264-1272.

18. ESPGAN, *Committee on Nutrition, Guidelines on infant nutrition. III. Recommendations for infant feeding*, Acta Pædiatr. Scand., 1982, suppl. 302.

19. *Complementary feeding: A comentary by the ESPGHAN Committee on Nutrition*. J. Pediatr. Gastroenterol. Nutr., 2008;46:99-110.

20. *American Academy of Pediatrics Committee on Nutrition. On the feeding of supplemental foods to infants*, Pediatrics, 1980, 65: 1178-1181.

21. American Academy of Pediatrics Section on Breastfeeding, *Breast-feeding and the use of human milk*, Pediatrics, 2005, 115: 496-506. http://aappolicy.aappublications.org/cgi reprint/pediatrics;115/ 2/496.pdf

22. American Academy of Pediatrics Work Group on Breastfeeding, *Breast-feeding and the use of human milk*, Pediatrics, 1997, 100: 1035-1039.

23. UNICEF, OMS, UNESCO,FNUAP, PNUD, ONUSIDA, PMA, Banco Mundial. *Para la vida.*, 3.ª ed., 2002. http://www.unicef.org/spanish/ffl/

24. Cohen, R. J., Brown, K. H., Canahuati, J. et ál., *Effects of age of introduction of complementary foods on infant breast milk intake, total energy intake, and growth: a randomised intervention study in Honduras*, Lancet, 1994, 343: 288-293.

25. Klaus, M. H., *The frequency of suckling. A neglected but essential ingredient of breast-feeding*, Obstet. Gynecol. Clin. North. Am., 1987, 14: 623-633.

26. Daly, S. E. J. y Hartmann, P. E., *Infant demand and milk supply. Part 2: The short-term control of milk synthesis in lactating women*, J. Hum. Lact., 1995, 11: 27-37.

27. Weile, B., Cavell, B., Nivenius, K. y Krasilnikoff, P. A., *Striking differences in the incidence of childhood celiac disease between Denmark and Sweden: a plausible explanation*, J. Pediatr. Gastroenterol. Nutr., julio 1995, 21: 64-68.

28. IVARSSON, A., HERNELL, O., STENLUND, H. y PERSSON L. A., *Breast-feeding protects against celiac disease,* Am. J. Clin. Nutr., 2002, 75: 914-921.

29. *Complementary feeding: A comentary by the ESPGHAN Committee on Nutrition.* J. Pediatr. Gastroenterol. Nutr., 2008.

30. American Academy of Pediatrics, Committee on Nutrition. *Hypoallergenic infant formulas.* Pediatrics, 2000;106:346-349.

31. *Complementary feeding: A comentary by the ESPGHAN Committee on Nutrition.* J. Pediatr. Gastroenterol. Nutr., 2008.

32. Greer F. R., Sicherer S. H., Burks A. W., American Academy of Pediatrics Committee on Nutrition; American Academy of Pediatrics Section on Allergy and Immunology. *Effects of early nutritional interventions on the development of atopic disease in infants and children: the role of maternal dietary restriction, breastfeeding, timing of introduction of complementary foods, and hydrolyzed formulas.* Pediatrics, 2008;121:183-191.

33. MACKNIN, M. L., MEDENDORP, S. V. y MAIER, M. C., *Infant sleep and bedtime cereal,* Am. J. Dis. Child., 1989, 143: 1066-1068.

34. Comité de Lactancia Materna de la AEP. Recomendaciones para la lactancia materna, 2008. http://www.aeped.es/pdf-docs/lacmat.pdf

35. FERNÁNDEZ NÚÑEZ, J. M., SENDÍN GONZÁLEZ, C., HERRERA, P. et ál., «Doctor, el niño no me come», como demanda de consulta, *Atención Primaria,* 1997, 20: 554-556.

36. Comité de Nutrición de la Asociación Española de Pediatría, *Indicaciones de las fórmulas antirregurgitación,* An. Esp. Pediatr., 2000, 52: 369-371.

37. American Academy of Pediatrics, Committee on Nutrition, *The use and misuse of fruit juice in pediatrics,* Pediatrics, 2001, 107: 1210-1213.

38. SANDERS, T. A. B., *Vegetarians diets and children*, Pediatr. Clin. N. Amer., 1995, 42: 955-965.

39. NORRIS, J., *Vitamin B12 Recommendations for Vegans*, http://www.veganoutreach.org/health/b12rec.html

40. HOOD, S., *The vegan diet for infants and children.*

41. BOWLBY, J., *Vínculos afectivos. Formación, desarrollo y pérdida*, Ediciones Morata, Madrid, 1986.

42. DEWEY, K. G. y BROWN, K. H., *Update on technical issues concerning complementary feeding of young children in developing countries and implications for intervention programs*, Food. Nut. Bull., 2003, 24: 2-28.

43. ULECIA y CARDONA, R., *Arte de criar a los niños*, 2.ª ed., Administración de la Revista de Medicina y Cirugía Prácticas, Madrid, 1906.

44. PUIG y ROIG, P., *Puericultura o arte de criar bien a los hijos*, Librería Subirana, Barcelona, 1927.

45. GODAY, S., *Alimentació del nen durant la primera infància*, Monografies Mèdiques, 19, Barcelona, 1928.

46. ROIG I RAVENTÓS, J., *Nocions de puericultura*, 4.ª ed., Políglota, Barcelona, 1932.

47. ROIG I RAVENTÓS, J., *Nocions de puericultura*, 5.ª ed., Políglota, Barcelona, 1936.

48. ROIG I RAVENTÓS, J., *Nocions de puericultura*, 7.ª ed., Políglota, Barcelona, 1947.

49. RAMOS, R., *Puericultura. Higiene, educación y alimentación en la primera infancia*, tomo I, Barcelona, 1941.

50. BLANCAFORT, M., *Puericultura actual*, Bruguera, Barcelona, 1979.

51. MUÑOZ, J., *¡¡Madre... cría a tu hijo!!*, Barcelona, 1941.

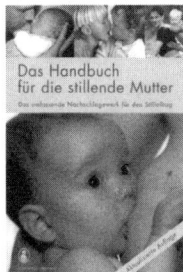
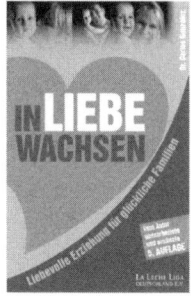
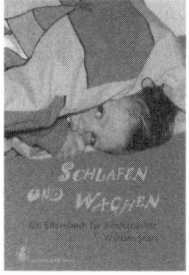
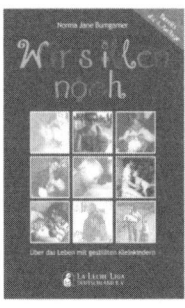
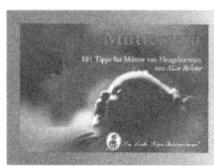
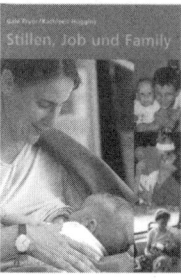
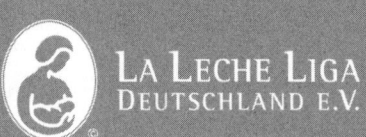

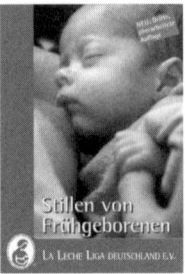

**Stillen von
Frühgeborenen**
Gwen Gotsch
3. überarb. Auflage
ISBN 3-932022-10-6

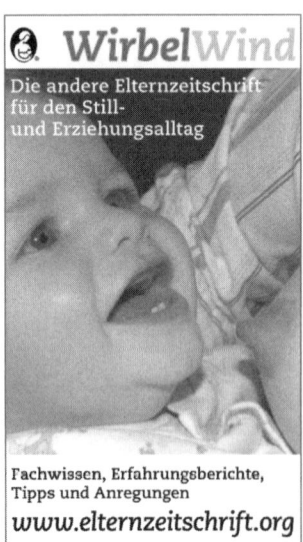

Die andere Elternzeitschrift
für den Still-
und Erziehungsalltag

Fachwissen, Erfahrungsberichte,
Tipps und Anregungen
www.elternzeitschrift.org

La Leche Liga bietet Ihnen
Informationen rund um das Stillen
und Muttersein: Unsere Stillberate-
rinnen nehmen sich Zeit für Sie und
sind nur einen Telefonanruf oder
Mausklick weit entfernt.
In unseren Stillgruppen finden Sie
Kontakte zu anderen Müttern und
können sich austauschen.
Entspannt, informell und gemütlich!

• •

*Bestellen Sie unsere Bücher,
Broschüren und Infoblätter bei:*

La Leche Liga Deutschland e.V.
Versandstelle
Louis-Mannstaedt-Str. 19
D – 53840 Troisdorf
Telefon: 02241 1453996
versand@lalecheliga.de

• •

*Stillberaterinnen und Stillgruppen in
Ihrer Nähe finden Sie hier:*

La Leche Liga Deutschland e.V.
www.lalecheliga.de

La Leche Liga Österreich
c/o Maria Wiener
Zentagasse 6/13
A – 1050 Wien
www.lalecheliga.at

La Leche Liga Schweiz
Postfach 179
CH – 8053 Zürich
www.stillberatung.ch

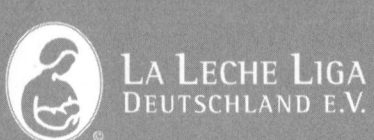

LA LECHE LIGA
DEUTSCHLAND E.V.

www.lalecheliga.de